노벨상 수상자가 고안한 기적의 그림!

하루 3분 바라만 보면 눈이 좋아지는 책

컴퓨터·스마트폰으로 저하된 시력 회복!

YUNA

가보르 패치 트레이닝과 「눈 운동」으로 시력회복!!

이 책에서는 화제의 「가보르 패치 트레이닝」과
새롭게 개발된 「눈 운동」으로
바라보기만 해도 시력을 회복할 수 있는 트레이닝용 책입니다.
별다른 도구없이 일력 형식으로 벽에 걸어 놓고
매일 매일 트레이닝 할 수 있습니다.

가보르 패치 트레이닝

가보르 패치 트레이닝은 "가보르 패치"라는 흐릿한 줄무늬를 사용한 시력 회복법입니다. 노벨 물리학상 수상자인 데니스 가보르에 의해 고안된 가보르 패치는 2017년 「뉴욕 타임스」에 그 시력 회복 효과가 소개되었습니다. 트레이닝 방법은 매우 간단하여 같은 모양의 가보르 패치를 3~10분 동안 찾으면 됩니다. 이 책에는 기본 가보르 패치 트레이닝과 그 응용법을 소개하고 있습니다. 따라서 이 책 이외의 다른 도구는 필요하지 않습니다.

눈 운동

시력 저하 예방과 시력 회복에 도움이 되는 「눈 운동」도 준비하였습니다. 이것도 기본적으로 바라보기만 하면 됩니다. 눈 운동 중에는 뇌 운동을 겸하는 것도 있습니다. 각각의 트레이닝은 「트레이닝 방법」과 「POINT」를 따라 즐기며 할 수 있습니다. 눈 주변의 외안근, 모양체근, 홍채근을 움직여서 단련하는 동시에 뇌를 사용하여 시력을 회복시킬 수 있습니다. 매일 도전하여 시력을 회복해 보세요.

하루 1가지씩 트레이닝!

START !
① ② ③ ④ ⑤ ⑥ ⑦ ⑧ ⑨ ⑩ ⑪ ⑫ ⑬ ⑭ ⑮ ⑯ ⑰ ⑱ ⑲ ⑳ ㉑ ㉒ ㉓ ㉔ ㉕ ㉖ ㉗ ㉘ ㉙ ㉚

1 일차

**목표시간
1일 1회
3~10분**

가보르 패치
기초 트레이닝

원하는 모양을 골라서 같은 모양을 찾아보자

원하는 모양의 가보르 패치를 하나 골라서 얼굴은 움직이지 말고 눈만 움직여서 같은 모양을 찾습니다. 전부 찾으면 다른 모양을 골라서 같은 방식으로 반복하세요. 눈을 많이 움직이면 안구를 지탱하는 근육이 단련됩니다. 눈이 피로해지면 중단하고 먼 곳을 보아서 눈을 쉬게 하세요.

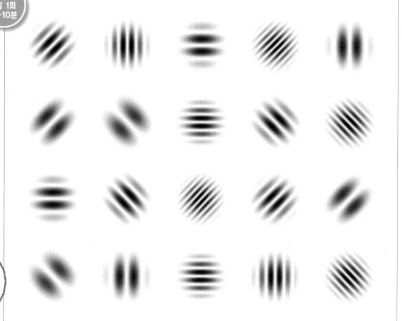

* 같은 모양의 가보르 패치 위치는 79페이지에서 확인하세요.

👀 눈 운 동 도전!

직선 지그재그 트레이닝 ▶

트레이닝 방법

❶ 얼굴은 움직이지 말고 눈만 움직여서 가로 · 세로 2가지 지그재그 선을 **시작**에서 **끝**까지 찾아가세요.

❷ **끝**에 도착하면 다시 거꾸로 **시작** 지점까지 되돌아가세요.

**목표시간
1일 각10초
3분간 지속**

POINT

눈을 상하좌우로 움직여서 안구를 지탱하는 근육을 단련합니다. 처음에는 지그재그 선을 잘 보고 천천히 해도 되지만 익숙해지면 빠르게 눈으로 따라가는 것을 의식하면 효과가 좋아집니다. 시력 개선과 난시 해소도 기대할 수 있습니다.

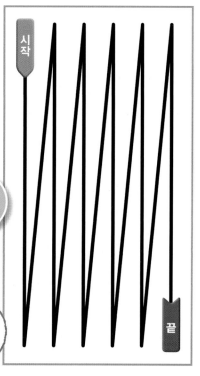

시작

끝

시작

**1일 차부터
30일 차까지
벽에 걸어서
트레이닝하세요.**

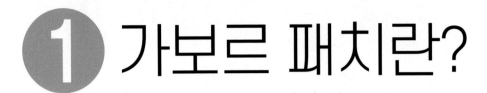

가보르 패치 트레이닝을 시작하기 전에

① 가보르 패치란?

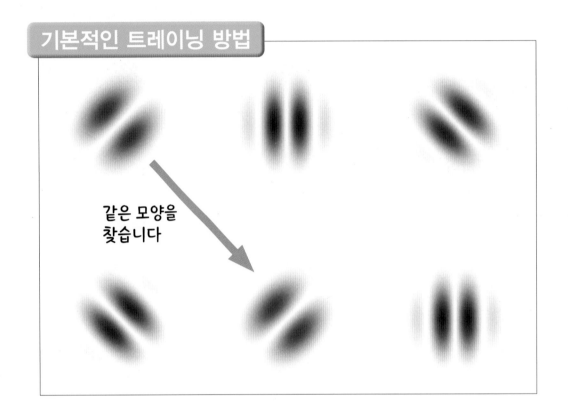

기본적인 트레이닝 방법

같은 모양을
찾습니다

2017년에 소개된 획기적인 뇌내 시력 개선법

본래 가보르 패치는 시력 회복을 위해 만들어진 것이 아닙니다. 홀로그래피를 발명하여 노벨 물리학 상을 받은 물리학자 데니스 가보르(Dennis Gabor)가 화상 처리용 필터로 고안한 것입니다.

이 2차원 필터 모양이 뇌 후두엽에 있는 시각을 담당하는 「시각야」를 자극한다는 것을 알게 되어 「가보르 패치」라고 이름 붙이고, 흐릿한 줄무늬를 사용한 시력 회복 연구가 시작되었습니다.

2007년에 발표된 캔자스 대학의 연구[*1]에서는 근시 환자 17명과 초기 노안 환자 21명을 대상으로 가보르 패치 트레이닝을 한 그룹과 하지 않은 그룹을 비교한 결과, 트레이닝을 한 그룹은 모두 시력이 회복되었다고 합니다.

그리고 2015년에 발표된 캘리포니아 대학과 브라운 대학의 공동연구에서는 학생 16명과 65세 이상의 고령자 16명의 시각 개선 결과가 보고되었습니다.[*2] 이 연구에서는 모니터 화면에 나타난 회전하는 가보르 패치를 보았을 때, 명암 대비 감도(P6 참조)가 개선되었다고 합니다.

그리고 「뉴욕 타임스」가 시각 자극에 효과적인 트레이닝으로 소개한 것이 2017년입니다. 그 이후, 가보르 패치는 새로운 시력 개선법으로 주목받고 있습니다.

[*1] Computer-based primary visual cortex training for treatment of low myopia and early presbyopia. Daniel Durrie, and Peter Shaw McMinn. Trans Am Ophthalmol Soc. 2007 Dec; 105: 132–140.
[*2] Improving Vision among Older Adults: Behavioral Training to Improve Sight. Denton J. DeLoss, Takeo Watanabe, George J. Andersen. Psychol Sci. 2015 Apr; 26(4): 456–466.

가보르 패치와 풍경 사진

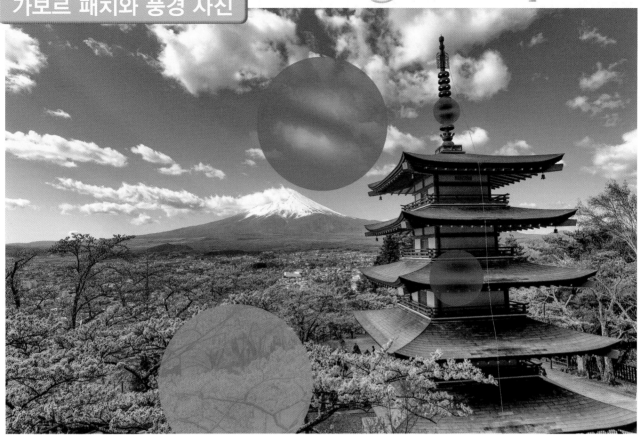

27일차의 트레이닝에서는 원근감을 느끼면서 줄무늬를 잘 살펴보세요.

가보르 패치 응용 트레이닝

호주의 연구 그룹이 2016년에 발표한 연구 결과[*3]에 의하면 2000년에는 약 14억 600만 명이었던 세계 근시 인구가, 2020년에는 2배 가까운 26억 2,000만 명이 되고, 2050년에는 47억 5,800만 명까지 증가할 것으로 예측하였습니다. 2050년의 세계 인구는 97억 명으로 예상되므로 세계 인구의 절반가량이 근시가 된다는 것입니다. 연구 그룹은 근시 인구가 증가하는 요인으로 스마트폰 사용과 같이 가까운 거리의 좁은 범위를 주시하는 생활 스타일의 변화를 지적하고 있습니다.

물론, 이외에도 요인은 있을 것입니다. 인류가 시작된 이후, 일상생활 속에서 이렇게 빛이 범람하는 영상에 많이 노출된 것은 처음일 것입니다. 자연환경 속에서 가까운 곳뿐만 아니라 먼 곳도 바라보면서 시각에 집중해 온 긴 세월을 생각해보면 매우 정상적이지 않다고 할 수 있습니다.

본래, 시각은 생존을 위한 중요한 수단으로 주로 인류가 사물을 인식하고 구별하는 것을 목적으로 사용되었습니다. 하지만 현대인은 지식을 얻기 위해 문자를 읽거나 정보를 얻기 위해서 시각을 많이 사용하고, 최근에는 즐거움을 목적으로 끝없이 긴 시간에 걸쳐 눈을 혹사시키고 있습니다. 보고 있지만, 안 보고 있는 소위 "멀티" 상태인 경우가 많습니다.

가보르 패치 트레이닝을 하면 뇌의 시각야를 자극하여 보고 있는 것을 인식하는 힘이 길러집니다. 뇌가 해상도를 높이려고 하는 것입니다.

이 책에서는 기본적인 가보르 패치 트레이닝과 더불어 가보르 패치를 응용한 트레이닝도 소개하고 있습니다. 가보르 패치와 풍경 사진을 결합하면 원근감을 느끼면서 보게 되어 더욱 큰 효과를 기대할 수 있습니다.

*3 Global Prevalence of Myopia and High Myopia and Temporal Trends from 2000 through 2050. Holden BA, Fricke TR, Wilson DA, Jong M, Naidoo KS, Sankaridurg P, Wong TY, Naduvilath TJ, Resnikoff S. Ophthalmology. 2016 May; 123(5): 1036–42.

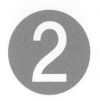
② 왜 잘 보이게 될까?

**명암 대비가
큰 상태**

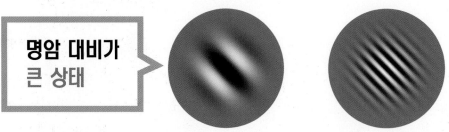

명암 대비가 크면, 줄무늬의 굵기와 관계없이 경계를 알아보기
쉽습니다.

**명암 대비가
작은 상태**

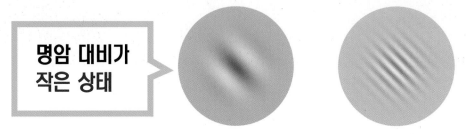

같은 줄무늬라도 명암 대비가 작으면, 굵은 줄무늬의 경계는 알
아보기 어렵습니다. 단, 줄무늬가 지나치게 가늘어도 판별하기
어려워집니다.

뇌에 있는 시각야를 자극하여 눈과 뇌의 연계를 강화한다

가보르 패치 트레이닝을 하면 왜 시력이 개선되는지 그 이유를 설명합니다.

가보르 패치 트레이닝이 작용하는 곳은 주로 뇌라고 생각됩니다. 흐릿한 사물을 열심히 보려고 하면
뇌는 최대한 회전하여 시각야를 자극합니다. 지속해서 트레이닝을 하면 눈에서 뇌에 정보를 전달하는
효율이 높아져서 그 결과 시력이 회복됩니다.

그리고 가보르 패치의 흐릿한 줄무늬에는 명암 대비를 구별하는 능력을 높이는 효과도 있습니다. 보
통은 그다지 의식하지 못하지만, 명암 대비에 대한 감도도 시력의 중요한 지표 중 한 가지입니다. 명암
대비에 대한 감도가 낮은 사람은 그 차이를 알아채기 어려울 뿐 아니라, 보이는 범위도 좁아지는 경향이
있습니다. 흐릿한 줄무늬를 구별하는 트레이닝을 지속하면 처음에는 구별하기 어려웠던 명암 대비의 영
역도 구별할 수 있는 힘이 길러집니다.

같은 모양의 가보르 패치를 찾기 위해서 안구를 움직여서 얻어지는 메리트도 작지 않습니다. 안구를
잘 움직이면 눈 근육의 유연성이 유지되어 초점 조절력의 유지 · 향상에 도움이 됩니다.

또한 가보르 패치를 다채로운 색감의 사진과 결합하면 색 정보를 판별하는 힘도 길러집니다.

③ 트레이닝의 기대 효과?

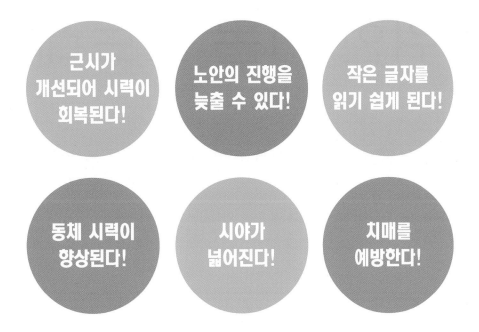

근시가 개선되어 시력이 회복된다!

노안의 진행을 늦출 수 있다!

작은 글자를 읽기 쉽게 된다!

동체 시력이 향상된다!

시야가 넓어진다!

치매를 예방한다!

가보르 패치로 기대할 수 있는 6가지 효과

❶ 근시가 개선되어 시력이 회복된다

뇌내 시력을 높이는 것에 의해 근시가 개선되어 시력이 향상됩니다. 초점 조절력의 유지 · 향상에 도움이 되는 것도 무시할 수 없는 사실입니다.

❷ 노안의 진행을 억제한다

트레이닝을 하면서 안구를 많이 움직이게 되어 초점 조절 역할을 하는 모양체근의 유연성이 유지되고 노안 진행을 늦출 수 있습니다.

❸ 작은 글자를 읽을 수 있게 된다

눈의 초점 조절력과 뇌에서 정보를 보충하는 힘이 길러져서 잘 보이지 않았던 작은 글자도 볼 수 있게 됩니다.

❹ 동체 시력이 향상된다

빠르게 움직이는 사물을 보는 능력이 동체 시력입니다. 가보르 패치 트레이닝으로 빠른 움직임에 눈이 반응할 수 있게 됩니다. 트레이닝의 결과, 야구 타율이 향상되었다는 결과 보고도 있습니다.

❺ 시야가 넓어진다

보이는 것 같지만 사실은 보기 어려운 부분을 뇌가 보완하는 힘을 기르게 되어 주변 시야가 넓어집니다.

❻ 치매를 예방한다

흐릿한 줄무늬를 바라보면 뇌의 정보 처리 능력이 향상됩니다. 일상적으로 뇌를 자극하는 「뇌 운동」 효과를 기대할 수 있습니다.

「눈 운동」을 시작하기 전에

매일 매일 하면 좋은 눈을 위한 기본 스트레칭

1 엄지손가락 원근 스트레칭

가깝고 먼 곳을 번갈아 응시하여 모양체근의 긴장과 이완을 반복하여
모양체근을 강화하고 유연성을 유지합니다. 가깝고 먼 곳을 의식하면
손가락을 들지 않아도 가능합니다.

❶~❸을 30번 반복!

하는 법

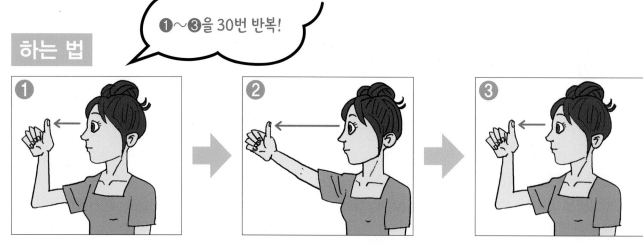

① 눈에서 20cm 정도 떨어진 곳에서 엄지손가락을 세우고 손톱을 1초 동안 응시합니다.

② 손톱에 초점을 맞춘 채 천천히 팔을 펴면서 계속 손톱을 따라가며 응시합니다.

③ 손톱을 응시한 채 천천히 팔을 굽혀서 처음 위치로 돌아옵니다.

어디서든 간단하게 할 수 있는 눈 근육 스트레칭

매일의 트레이닝 내용을 계획적으로 작성한 「30일 트레이닝」과는 별도로 이 책을 보지 않고도 할 수 있는 간단한 스트레칭을 소개합니다. 이 스트레칭은 일상생활에서 좋지 않은 습관으로 굳어버린 안구 주위 근육의 유연성을 회복·유지하기 위한 것입니다.

「모양체근」은 눈 속의 렌즈에 해당하는 수정체 두께를 바꿔서 초점을 조절하는 근육입니다. 「외안근」은 안구 전체를 지지하고 움직이는 근육입니다. 눈의 피로를 풀기 위해서는 이 두 근육의 유연성 회복·유지가 중요하다는 것을 의식하며 되도록 매일매일 실천하기 바랍니다.

가보르 패치
트레이닝 &
「눈 운동」

Daily

30일
트레이닝

다음 페이지부터 30일 트레이닝이 시작됩니다.
지속해서 트레이닝을 해야지 효과가 잘 나타나지만,
지나치게 무리하면 눈에 부담을 주어 오히려 역효과가 생길 수 있습니다.
P10의 주의사항을 잘 읽고
올바른 방법으로 트레이닝 합시다!

* 가부르 패치는 1미리 동안만 볼 수 있는 영상이미지를 만드는 것입니다

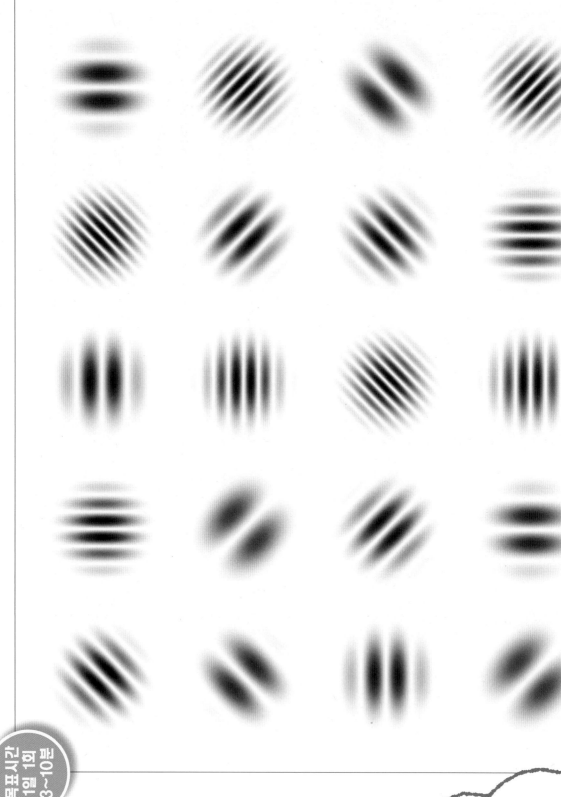

목표시간
1일 1회
3~10분

가부르 패치

기초 트레이닝

1 일차

원하는 모양을
골라서
같은 모양을
찾아보자

원하는 모양이 가부르 패치를 하나 골라서 열굴은 움직이지 말고 눈만 움직여서 같은 모양을 찾습니다. 전부 찾으면 다른 모양을 골라서 같은 방식으로 반복하세요. 눈을 많이 움직이면 안구를 지탱하는 근육이 단련됩니다. 눈이 피로해지면 중단하고 먼 곳을 보아서 눈을 쉬게 하세요.

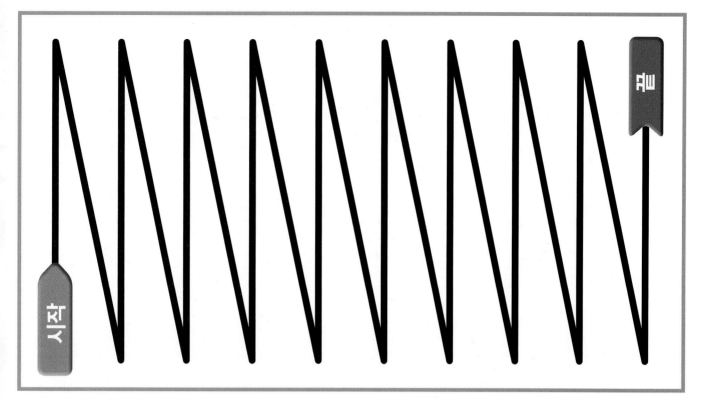

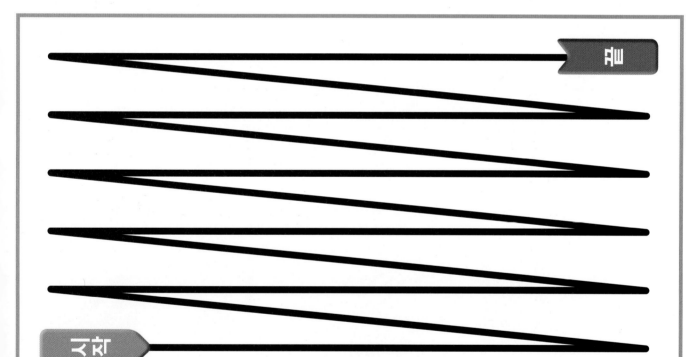

직선 지그재그 트레이닝

트레이닝 방법

① 얼굴은 움직이지 말고 눈만 움직여서 가로·세로 2가지 지그재그 선을 **시작**에서 **끝**까지 쫓아가세요.

② **끝**에 도착하면 다시 거꾸로 **시작** 지점까지 되돌아가세요.

**목표시간
1일 각10초
3분간 지속**

POINT

눈을 상하좌우로 움직여서 안구를 지탱하는 근육을 단련합니다. 처음에는 지그재그 선을 잘 보고 천천히 해도 되지만 익숙해지면 빠르게 눈으로 따라가는 것을 의식하면 효과가 좋아집니다. 시력 개선과 난시 해소도 기대할 수 있습니다.

* 같은 모양의 가보르 패치 위치는 79페이지에서 확인하세요.

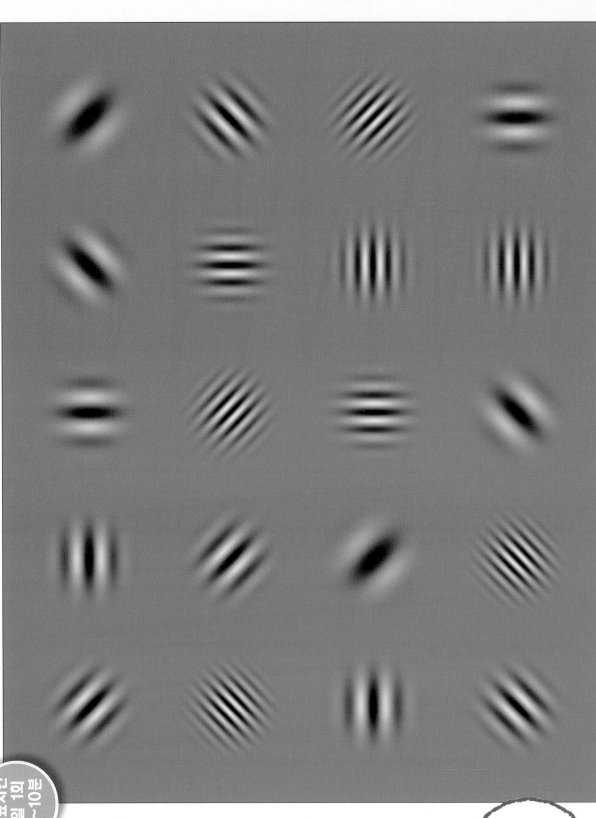

목표시간
1일 1회
3~10분

2 일차

가보르 패치
회색 배경

원하는 모양을
골라서
같은 모양을
찾아보자

우측의 가보르 패치 중 한가지 모양을 선택하고, 눈만 움직여서 같은 모양의 가보르 패치를 찾습니다. 흑백이 명암의 가보르 패치가 회색 배경에 있으면 명암의 차이가 작아져서 판별하기 더 어려워집니다. 결국, 그만큼 뇌를 자극하여 시력 회복 효과를 기대할 수 있습니다.

이 책의 사용법

1일 차부터 순서대로 30일간 트레이닝하세요.

30일 트레이닝은 책을 90도 오른쪽으로 돌려서 벽에 압핀 등으로 고정하거나 걸어서 사용하세요.

30일 트레이닝의 상단은 「가보르 패치」 트레이닝입니다.

하단은 「눈 운동」입니다. 눈에 좋은 체조 등을 소개하고 있습니다.

같은 모양의 가보르 패치 위치는 pp.79~80, 「눈 운동」의 정답은 pp.80~81에서 확인할 수 있습니다.

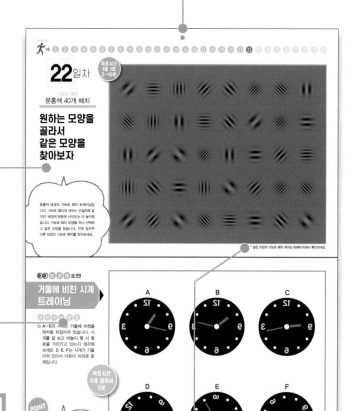

■ **주의사항** ■ 주의사항을 잘 읽고 트레이닝을 시작하세요.

◎ 트레이닝은 벽에 책을 걸고 30~50cm 떨어진 곳에서 합니다.

◎ 트레이닝의 그림, 사진, 일러스트와 눈높이는 되도록 같은 높이가 되도록 합니다.

◎ 햇빛이 밝게 잘 들어오는 방에서 하는 것이 가장 좋습니다. 밤에는 반드시 전등을 켜서 방을 밝게 하고 합니다.

◎ 트레이닝하는 도중에 눈이 피곤하거나 느낌이 안 좋은 경우에는 바로 중단하시기 바랍니다.

◎ 가보르 패치 트레이닝은 아침과 밤 등, 시간 간격이 있어도 괜찮으므로 하루에 3~10분, 눈을 자주 깜빡이며 실시합니다. 하루에 1번만 해도 괜찮습니다.

◎ 가보르 패치 트레이닝과 눈 운동은 기본적으로 안경이나 콘택트렌즈를 착용한 상태로 실시합니다. 단, 안경이나 콘택트렌즈를 착용하지 않아야 하는 트레이닝에서는 그 지시를 따르기 바랍니다.

◎ 30일 트레이닝이 끝나면 다시 1일차로 돌아와서 트레이닝을 반복하는 것이 좋습니다. 최소한 10일간은 지속합니다.

◎ 트레이닝의 효과에는 개인차가 있습니다.

gabor patch

2 8방향 시야 회전 체조

안구를 데굴데굴 돌려서 외안근과 모양체근을 스트레칭합니다. 외안근이 풀어지면 혈액순환이 잘 되어서 모양체근의 유연성도 향상됩니다.

하는 법

① 얼굴은 앞을 향해 똑바로 고정하고 눈만 위로 움직여서 대상물을 정한 뒤, 1초 동안 응시합니다.

② ①의 요령으로 오른쪽 대각선 위, 오른쪽 옆, 오른쪽 대각선 아래, 아래…… 방향을 바꿔가며 8방향 모두 각각 대상물을 정해서 1초씩 응시합니다.

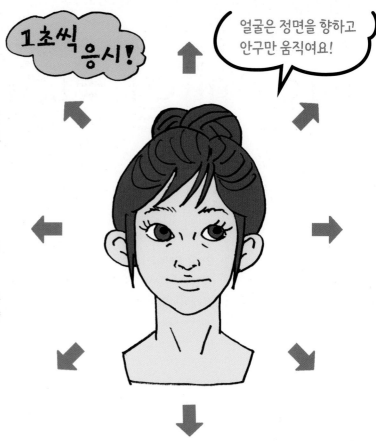

1초씩 응시!

얼굴은 정면을 향하고 안구만 움직여요!

3 눈 깜박이기 체조

눈 주위를 감싸는 「안륜근」 스트레칭 효과가 있습니다. 눈을 깜박이면 눈물 분비를 촉진하여 안구 건조 해소에도 도움이 됩니다. 눈이 피로해졌을 때나 트레이닝 사이사이에 합니다.

하는 법

① 똑바로 앞을 향하고 눈을 꽉 감습니다.

② 꽉 감은 채 2초간 가만히 있습니다.

③ 눈을 크게 뜨고 2초간 가만히 있습니다.

④ ②와 ③을 3~5번 반복합니다.

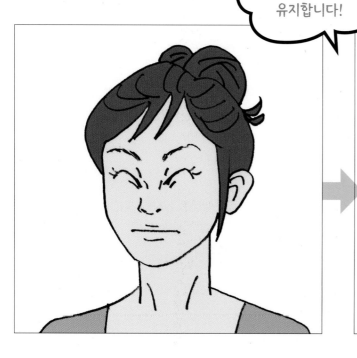

2초씩 유지합니다!

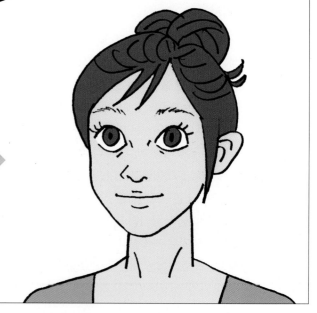

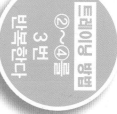

눈운동 도전!
3점눈 모으기 트레이닝

트레이닝 방법

1. 페이지 오른쪽 아래의 주황색에 코를 가깝게 붙이고 얼굴과 이 페이지가 수직이 되도록 하여 똑바로 앉을 보세요.
2. 가장 먼 점을 1초간 응시하세요.
3. 가운데 점을 1초간 응시하세요.
4. 가까운 점을 1초간 응시하세요.

POINT

안구를 지탱하는 근육을 단련하고 동시에 초점 조절 능력이 좋아집니다. 검은 점을 볼 때 눈에 힘을 주고 제대로 모으기를 하는 것이 중요합니다. 콘택트렌즈를 착용하고 해도 괜찮습니다. 안경을 쓰는 분은 주의사항을 확인하세요.

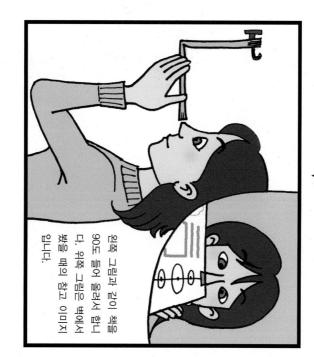

목표 시간

트레이닝 방법
②~④를
3번
반복한다.

주의사항 (안경 쓰는 분에게)
안경을 쓴 채로 볼 때, 3가의 원이 렌즈를 통한 시야에서 벗어나는 경우에는 안경을 벗고 하시기 바랍니다.

왼쪽 그림과 같이 책을 90도 들어 올려서 합니다. 위쪽 그림은 벽에서 볼 때의 참고 이미지입니다.

위쪽 그림과 같이 얼굴과 수직이 되도록 책을 90도 들어 올리고, 주황색 선에 코를 가깝이 가져갑니다.

※ 이 트레이닝은 안과 의사의 이무라 나오키 선생님이 고안한 「근시 복구트」를 기반으로 한 것입니다.

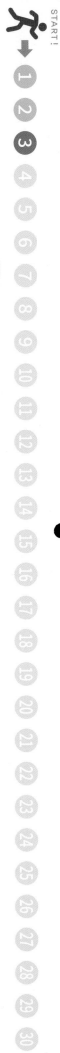

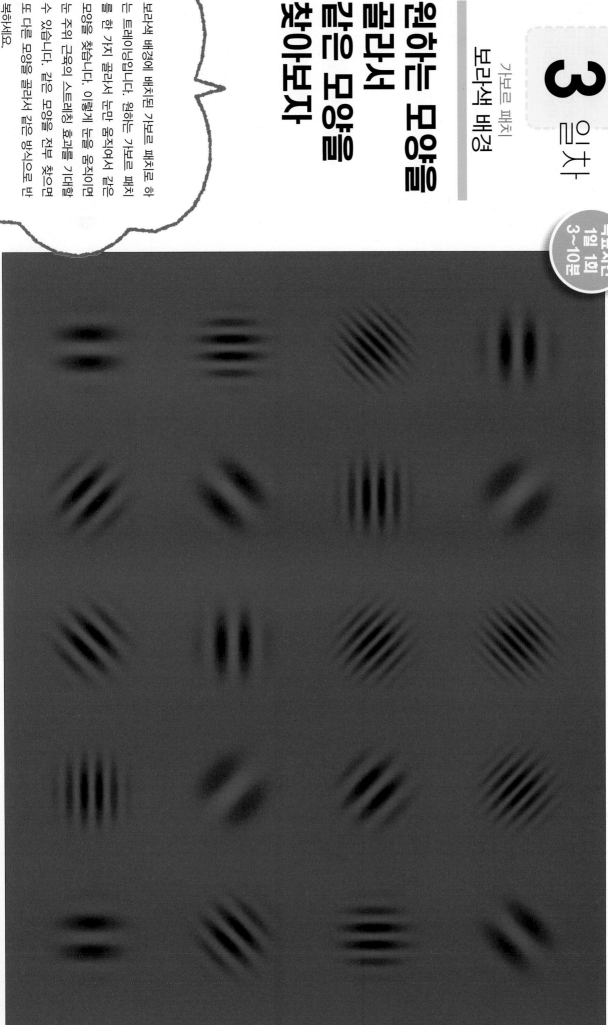

3일차

기본은 패치

보라색 배경

원하는 모양을 골라서 같은 모양을 찾아보자

목표 시간!
1일 1회
3~10분

보라색 배경에 배치된 기브르 패치로 하는 트레이닝입니다. 원하는 기브르 패치를 한 가지 골라서 눈만 움직여서 같은 모양을 찾아봅니다. 이렇게 눈을 움직이면 눈 주위 근육의 스트레칭 효과를 기대할 수 있습니다. 같은 모양을 전부 찾으면 또 다른 모양을 골라서 같은 방식으로 반복하세요.

* 기브르 패치의 기브르 패치란 80페이지에서 확인하세요

컬러 대비 트레이닝

트레이닝 방법

1 A부터 F까지 도형을 순서대로 5초씩 응시하세요.

2 5초씩 본 후, 이번에는 A부터 F까지 순서대로 10초씩 응시하세요.

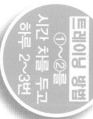

목표 시간
트레이닝 방법
①~② 시간 차를 두고
하루 2~3번

POINT

황혼색색이 6가지 도형을 하나씩 순서대로 응시하면 되는 간단한 트레이닝이지만, 대조적인 색 조합을 계속 보면 색의 영향을 느끼게 되어 광량을 조절하는 기능(눈에 들어오는 빛의 양을 동공을 확대·축소하여 조절하는 근육)이 좋아집니다.

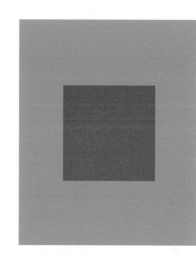

A

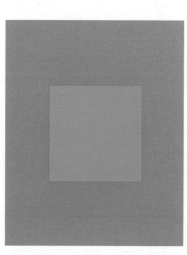

B

C

D

E

F

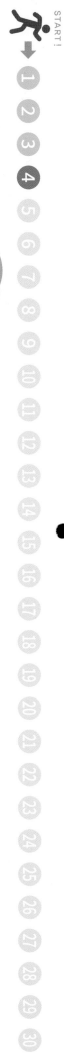

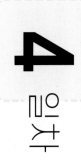

4일차

가느른 패지
초록색 줄무늬

원하는 모양을
골라서
같은 모양을
찾아보자

목표시간
1일 1회
3~10분

초록색 배경과 줄무늬가 간섭하여 팔랑
하기 어려운 가느른 패치입니다. 지금까
지와 같은 방법으로 가느른 패치를 한 가
지 고르고, 눈만 움직여서 같은 모양을
찾습니다. 같은 모양을 다 찾으면 다른
모양을 골라서 같은 방식으로 반복하세
요. 천천히 확실하게 실행하세요.

* 같은 모양이 가느른 패치 위치는 79페이지에서 확인하세요.

얼굴 지압

안정피로를 해소합니다!

for your eyes

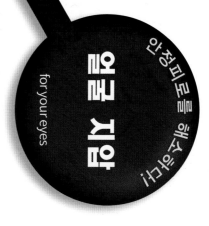

눈에 좋은 혈

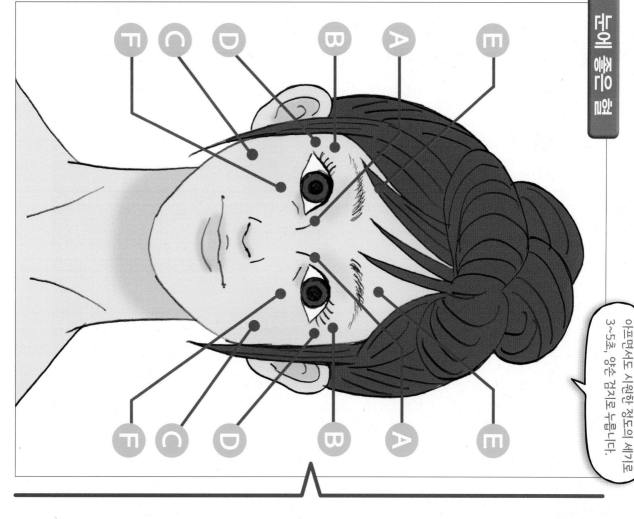

아프면서도 시원한 정도의 세기로 3~5초, 왼손 검지로 누릅니다.

지긋이 일어나면 회복되는 눈의 피로와는 다르게, 지긋이 일어나도 그다지 회복되지 않는 것이 「안정피로」입니다. 심해지면 두통 및 구토를 동반하는 경우도 있습니다. 이런 경우에 추천하는 것이 얼굴 지압입니다. 얼굴에 있는 60개 이상의 혈 중에서도 특히 눈의 피로, 안정피로에 효과가 있는 혈을 소개합니다. 얼굴 지압은 눈에 좋을 뿐 아니라, 혈액 순환에도 좋아서 얼굴색이 좋아지고, 젊어 보이는 효과도 있습니다. 지압할 때는 양손의 검지를 사용하여 같은 얼굴뼈 위치를 동시에 누릅니다. 지나치게 세게 하지 않도록 주의하세요.

A 청명
효과는 안정피로, 충혈, 눈 건조증 해소입니다. 눈구석을 눌렀을 때 뼈가 쑥욱 들어가 있는 곳으로, 가볍게 누르면 뼈속에서 자극을 느낄 수 있습니다.

B 태양
효과는 눈의 피로, 침침한 눈, 어깨 결림에서 오는 두통의 해소 및 개선입니다. 눈썹꼬리와 눈꼬리의 중간에서 약간 관자놀이에 가까운 곳입니다.

C 찬죽
효과는 안정피로, 눈의 활혈, 눈처짐입니다. 이마의 주름 해소에도 좋습니다. 눈썹머리와 내려온 선과 눈구멍이 높이에서 그은 선이 교차하는 곳입니다.

D 관자놀이
효과는 안정피로 해소입니다. 눈꼬리에서 엄지손가락 한 마디 정도 바깥쪽에 있는 뼈가 쑥욱 들어가 있는 부분입니다.

E 양백
효과는 눈 위쪽의 통증 해소입니다. 눈썹 중심에서 엄지손가락 한 마디 정도 위에 있는 곳입니다.

F 사백
효과는 안정피로, 눈 경련 해소, 두통 개선입니다. 눈 검은자의 바로 아래에 있는 뼈 약간 아랫부분입니다.

5일차

가느른 패치
파란색 줄무늬

원하는 모양을
골라서
같은 모양을
찾아보자

목표시간
1일 1회
3~10분

파란색 배경과 줄무늬 때문에 가느른 패치를 판별하기 어렵습니다. 특히 세로줄이 검게 간섭해서 세로 배열의 가느른 패치를 보기 어렵게 되어있습니다. 눈이 피로해지면 보기 쉬운 것만 골라서 보통 때보다 빨리 끝내도 됩니다.

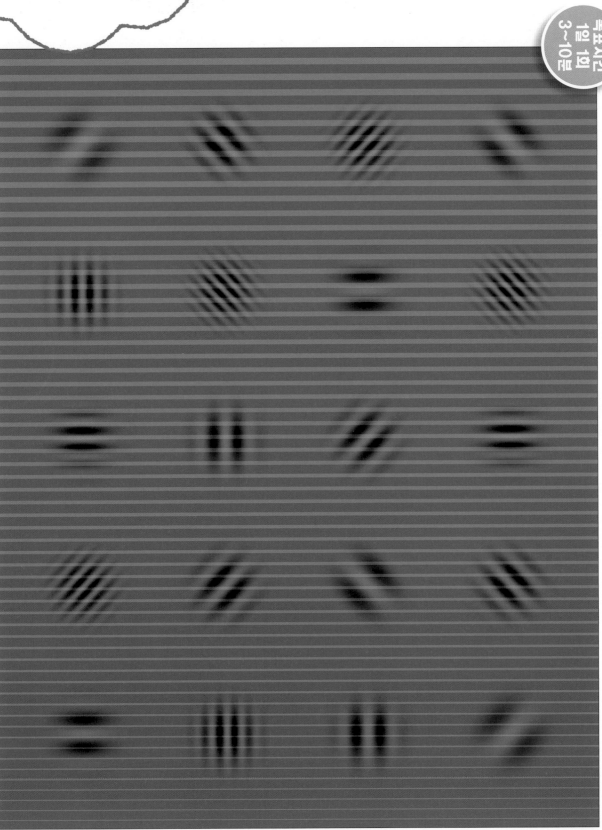

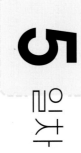

* 같은 모양의 가느른 패치 위치는 79페이지에서 확인하세요.

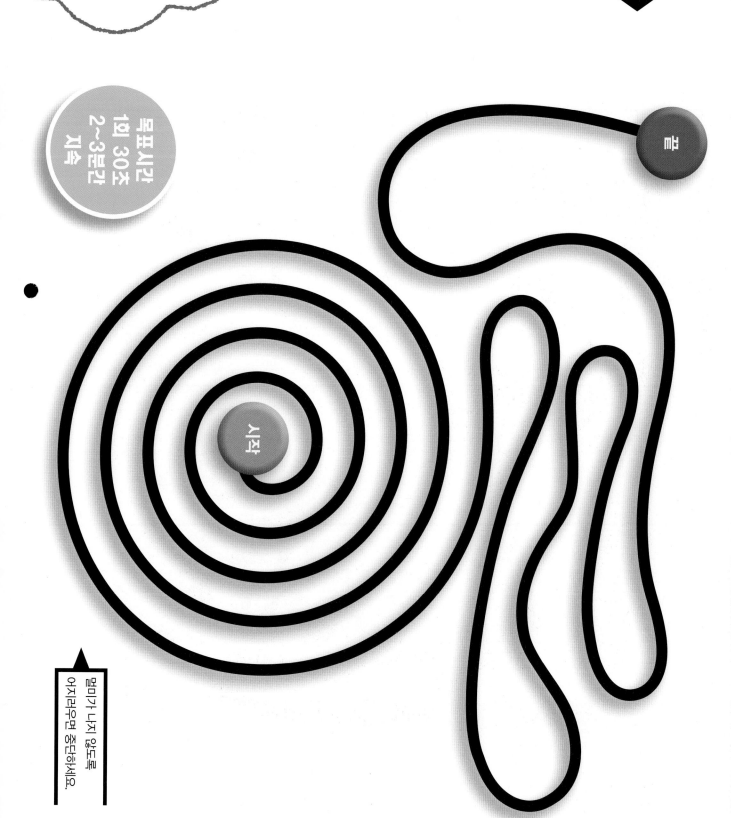

구불구불 곡선 트레이닝

놀이 방법

1 얼굴은 움직이지 말고 눈만 움직여서 곡선의 **시작**에서 **끝**까지 찾아가세요.

2 **끝**에 도착하면 다시 **시작** 지점으로 되돌아가세요.

POINT

얼굴 그리듯 눈을 움직여서 안구를 지탱하는 근육을 단련합니다. 곡선을 눈으로 좇 찾아가며 빠르게 왕복하는 것을 의식해서 실시하세요. 되도록 눈을 깜빡이지 않고 눈 근육의 움직임을 의식하면서 하면 효과가 좋아집니다. 단, 무리하지 않도록 하세요.

목표 시간
1회 30초
2~3분간
지속

끝

시작

멀미가 나지 않도록
끝까지 왕복하
도록 주의하세요.

6일차

가벼운 패치
밟훈

눈을 움직여서 사진 속 총무님을 들여다보자

이번에는 걸은 모양의 가벼운 패치를 찾는 것이 아닙니다. 사진 속에 가벼운 패치가 숨어 있습니다. 전체적으로 잘 보고 가벼운 패치를 찾아보세요. 밟은 총무늬 등 다양한 설을 보는 것도 가벼운 패치 트레이닝과 같은 효과를 기대할 수 있습니다.

목표시간 1일 1회 3분

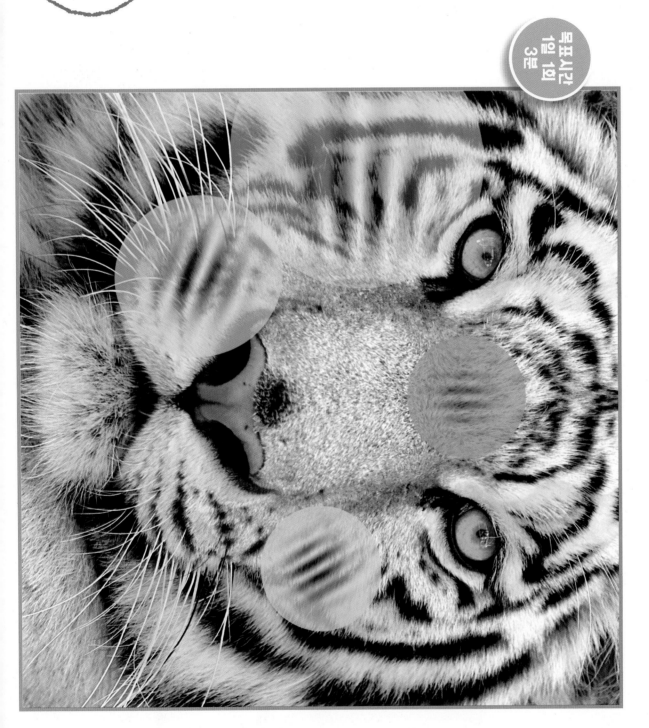

평면 원근 한글 트레이닝

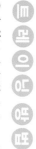

목표시간 1분

놀이의 방법

① '가'부터 '하'까지 14개, '아'부터 '이'까지 10개가 쓰여 있습니다. 얼굴을 고정하고 눈만 움직여서 '가'부터 '이'까지 순서대로 찾아보세요.

✳ 하나씩 찾을 때마다 눈물을 한 번씩 깜박이세요.

✳ 가-나-다-라-마-바-
사-아-자-차-카-타-
파-하-
오-요-우-유-으-이

POINT

방향과 크기, 색이 다른 문자를 눈만 집어서 찾는 평면상에서의 초점 조절 능력과 거리감의 초점 기능을 강화하는 트레이닝입니다. 익숙해지면 「바다」나 「구름」, 「하마」, 「마차」, 「야구」 등 단어를 만들며 찾는 것에 도전해보세요.

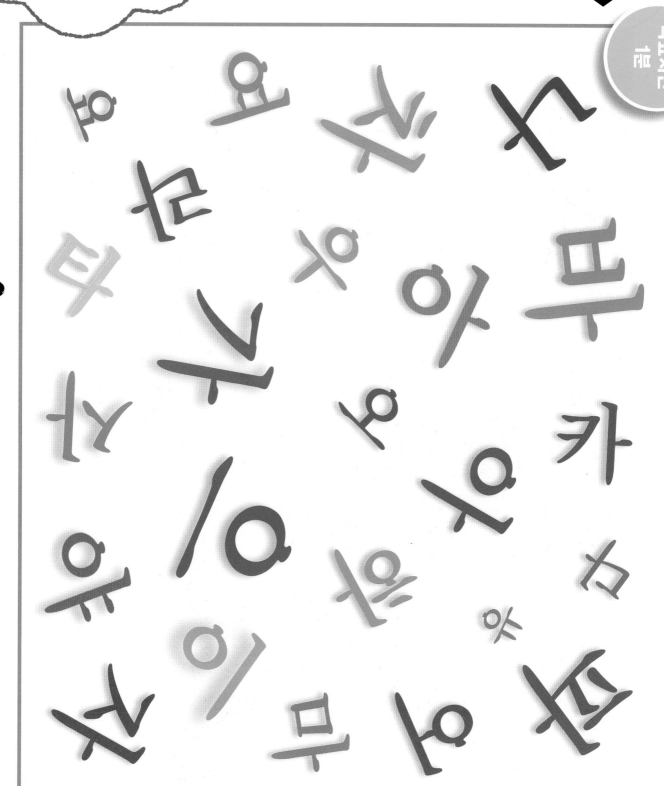

7일차

가벼운 퍼지
고양이

눈을 움직여서
사진 속
줄무늬를
들여다보자

사진 속의 고양이와 담요에 가벼운 퍼지가 숨어 있습니다. 사진을 전체적으로 보면서 가벼운 퍼지를 찾아보세요. 배경의 줄무늬와 일체가 된 가벼운 퍼지를 찾을 수 있습니다. 이렇게 주변에는 가벼운 퍼지 같은 무늬가 여기저기 숨어 있습니다.

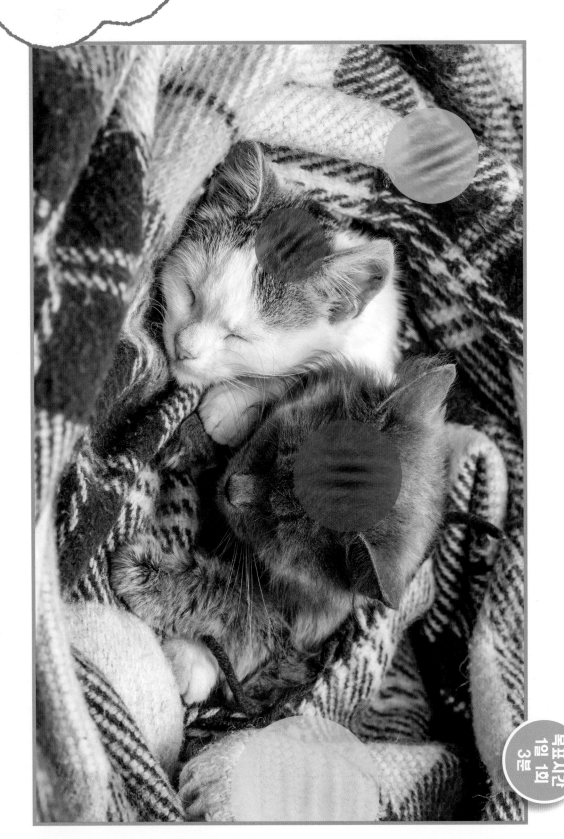

흑백 잔상 트레이닝

트레이닝 방법

1 위쪽 그림 중심 부근을 30초 동안 계속 바라보세요. 시선을 고정하고 그림을 기억할 수 있을 정도로 응시하세요.

2 30초 보고 나서 눈을 감으면 눈 깜빡에 희미하게 잔상이 떠오르고, 잠시 기다리면 흑백이 반전된 그림이 보입니다.

3 흑백이 반전된 그림을 10초 정도 보면 눈을 뜨고 끝내세요.

POINT

눈을 뜨고 감는 것을 이용한 방법은 눈의 트레이닝이었습니다. 눈에 들어오는 빛의 양을 동공을 확대·축소해서 조절하는 근육의 강화 외에도 눈을 감은 태에서 근육의 「눈」, 것으로 주변의 근육도 이완되어 눈의 피로에도 효과적입니다. 잔상이 잘 보이지 않으면 트레이닝의 방법 ①의 시간을 늘려보세요.

목표 시간

트레이닝 방법
①~③을
시간을 두고
1일 2~3회

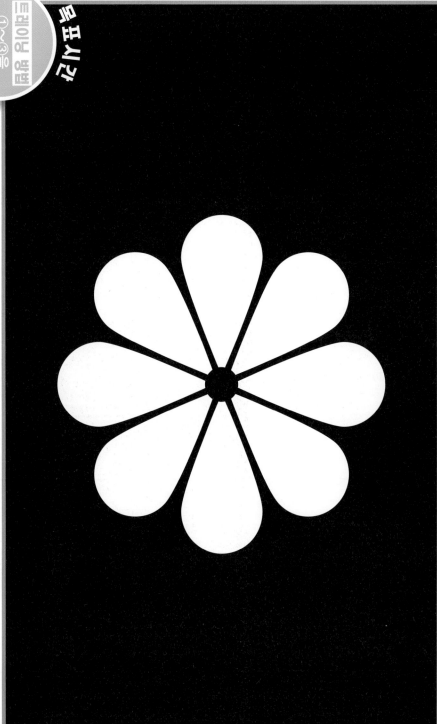

* 이런 식으로 보입니다

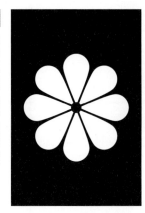

1 위의 그림을 30초 바라봅니다.

2 눈을 감으면 1~2초 후에 잔상이 보이기 시작한다.

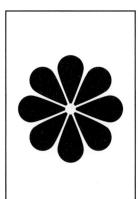

3 잠시 기다리면 흑백이 반전된 그림이 보인다.

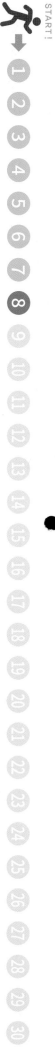
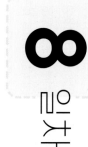

목표 시간
1일 1회
3분

8일차

가브르 패치
조개껍질

눈을 움직여서 사진 속 좀무늬를 들여다보자

좀무늬가 있는 조개 껍질에 잘 어우러지게 가브르 패치가 숨어 있습니다. 눈을 움직여서 가브르 패치를 찾아보세요. 배경색과 가브르 패치 색에 차이가 있는 경우에는 찾기가 쉽지만, 색 차이가 없을 때는 잘 찾아내야만 합니다. 그만큼 눈을 많이 움직일 수 있습니다.

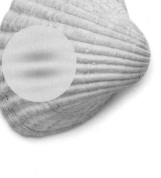
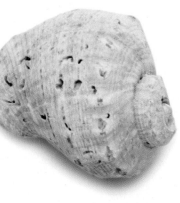
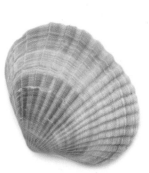

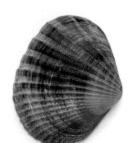
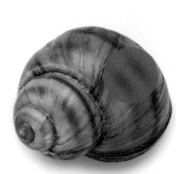
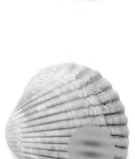
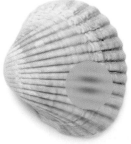

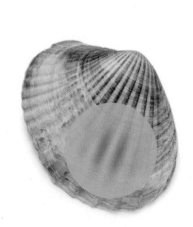
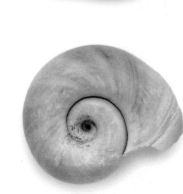
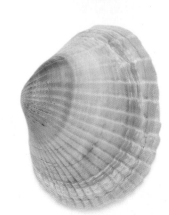

숫자 찾기 트레이닝

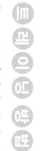

목표시간
1분30초

트레이닝 방법

① 1~50까지의 숫자가 랜덤으로 배치되어 있습니다. 얼굴은 움직이지 말고 눈만 움직여서 1~50까지 순서대로 찾아보세요.

※ 하나씩 찾을 때마다 눈을 한 번씩 깜박이세요.

POINT

눈을 상하좌우로 잘 움직여서 숫자를 찾습니다. 안구를 지탱하는 근육이 단련되고 시력 회복과 눈이 개선 그리고 생각하면서 숫자를 찾으므로 뇌의 활성화도 기대할 수 있습니다. 익숙해지면 50부터 거꾸로 숫자를 찾아보세요.

짧은 시간 동안 눈을 상하좌우로 잘 움직여서 숫자를 찾습니다.

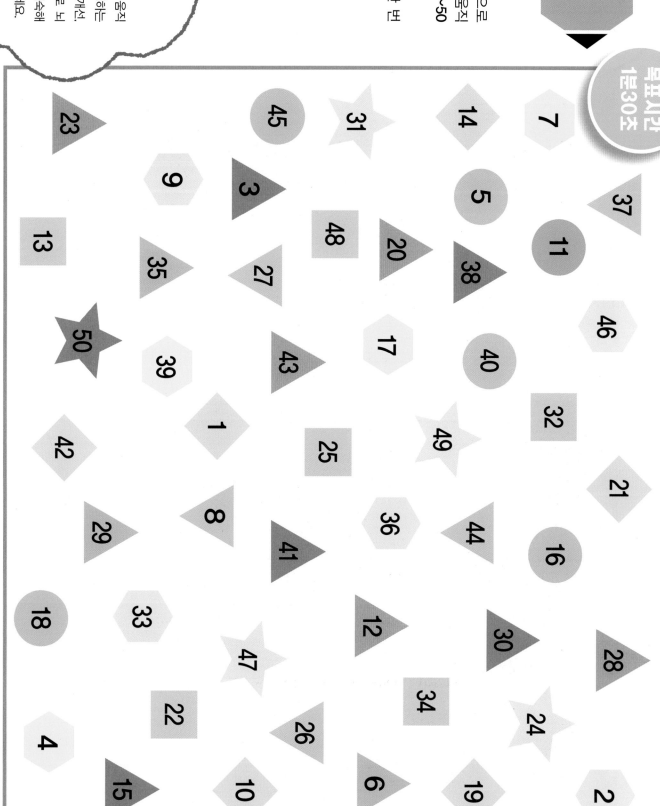

9일차

가보르 패치

사탕

눈을 움직여서
사진 속
줄무늬를
들여다보자

목표시간
1일 1회
3분

수많은 사탕 속에 다양한 색의 가보르 패치가 숨어 있습니다. 지금까지와 마찬가지로 눈을 잘 움직여서 가보르 패치를 찾아보세요. 화려한 색채 때문에 줄무늬를 찾기 어렵겠지만, 눈을 크게 뜨고 줄무늬를 판별해보세요.

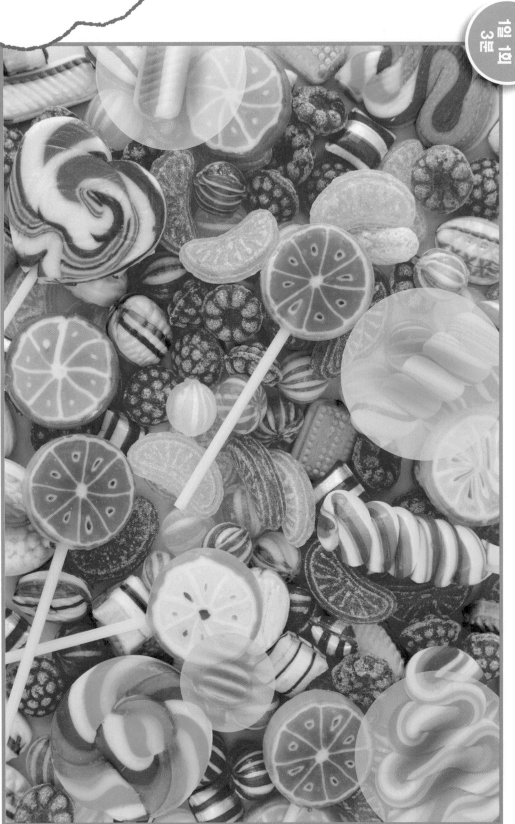

눈 근육 톡톡 도전!
눈 결정 따라가기 트레이닝

트레이닝 방법

① 얼굴은 움직이지 말고 한쪽 눈을 감고, 눈 눈으로 도형의 테두리를 따라가세요(따라가는 방향 그림 참조).

② 한 바퀴 돌고 나면, 반대 방향으로 되돌아가세요.

③ 한쪽 눈이 끝나면, 반대쪽 눈도 같은 방법으로 하세요.

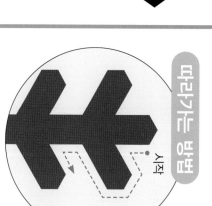

따라가는 방법

시작

목표 시간

트레이닝 방법
①~③을
양쪽 눈 합쳐서 3분
1일 2회

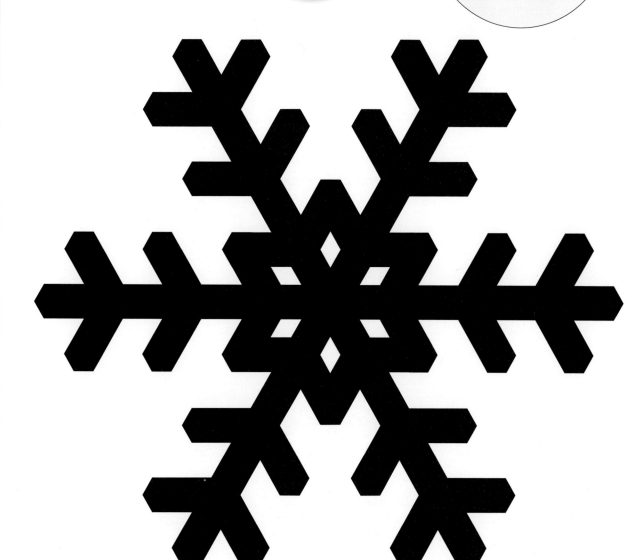

POINT

복잡한 도형 테두리를 눈으로 쫓아가는 것으로 뇌와 눈 근육을 함께 단련하는 트레이닝입니다. 시력 회복을 위해서는 눈을 활성화하는 것도 중요합니다. 트레이닝은 눈 근육의 중심이 열린 기준에 오게 하여 실시하세요. 아침과 밤, 2회 하는 것을 추천합니다.

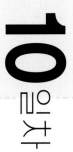

10일차

기브르 패치
별 모양 배지

원하는 모양을
골라서
같은 모양을
찾아보자

목표시간
1일 1회
3문

2일차 트레이닝과 같이 회색 배경에 기브르 패치가 있습니다. 기브르 패치 크기가 작고 별 모양으로 배치되어 있는 것이 2일차 트레이닝과 다릅니다. 별 모양을 따라가며 선택한 기브르 패치와 같은 모양을 찾습니다. 별 모양을 따라가면 모양을 찾습니다. 눈근육의 강화와 스트레칭에도 도움이 될 니다.

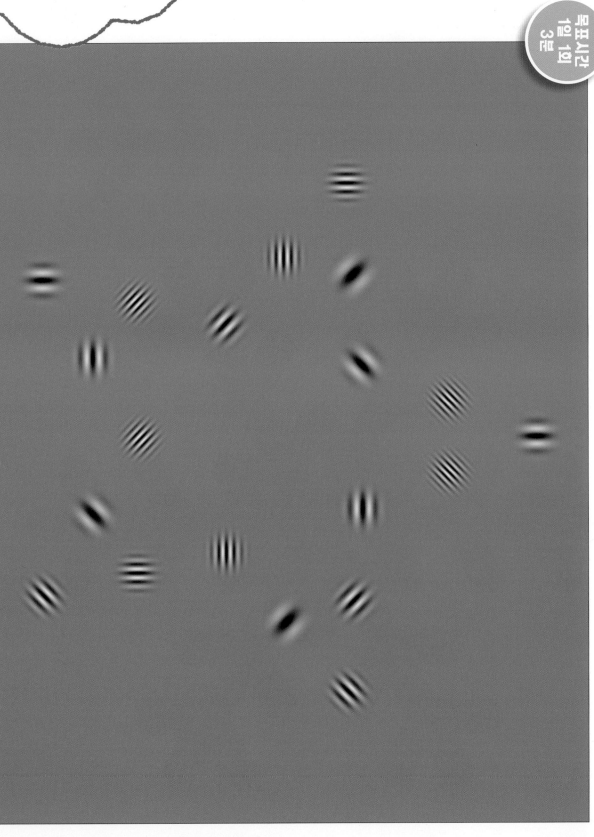

색채 잔상 트레이닝

트레이닝 방법

① 그림(A 또는 B) 중심을 30초 동안 계속 바라보세요. 시선을 고정하고 그림을 기억하는 느낌으로 시하세요.

② 30초간 응시한 후, 눈을 감고 눈꺼풀에 희미하게 떠오르는 잔상을 보세요. (실제로는 보색으로 보입니다)을 보세요.

③ 잔상을 10초 정도 응시한 후, 눈을 뜨세요.

POINT

7일차에도 했던 잔상 트레이닝의 컬러 버전입니다. 잔상이 실제로 본 그림과 정반대의 색(보색)으로 보이는 것이 특징으로 평소 바꾸는 능력이나 눈과 뇌 근육을 강화하기 위한 트레이닝입니다. 잔상이 보이지 않으면 눈에도 효과적입니다. 피곤한 눈에도 효과적입니다. 여기 이지 않으면 트레이닝 부분 ①의 시간을 늘려보세요.

A

B

목표 시간
트레이닝 방법 ①~③을 A와 B 그림을 따로 시간 간격을 두고 1일 2~3회

※ 눈을 감으면 이렇게 보입니다

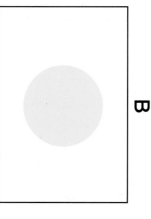

A
청록색의 보색인 빨간색 동그라미가 보입니다.

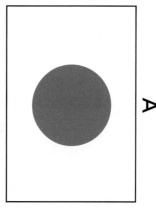

B
청자색의 보색인 노란색 동그라미가 보입니다.

11일차

가브르 패치
라떼 아트

눈을 움직여서
사진 속
중무늬를
들여다보자

목표시간
1일 1회
3분

라떼에 그려진 라떼 아트 등에 가브르 패치가 숨어 있습니다. 사진을 전체적으로 보면서 가브르 패치를 찾아보세요. 얼핏 보면 평면적으로 보이는 곳에도 희미하게 줄무늬가 있습니다. 트레이닝 효과를 기대할 수 있는 다양한 줄무늬를 일상생활 공간에서 찾아보세요.

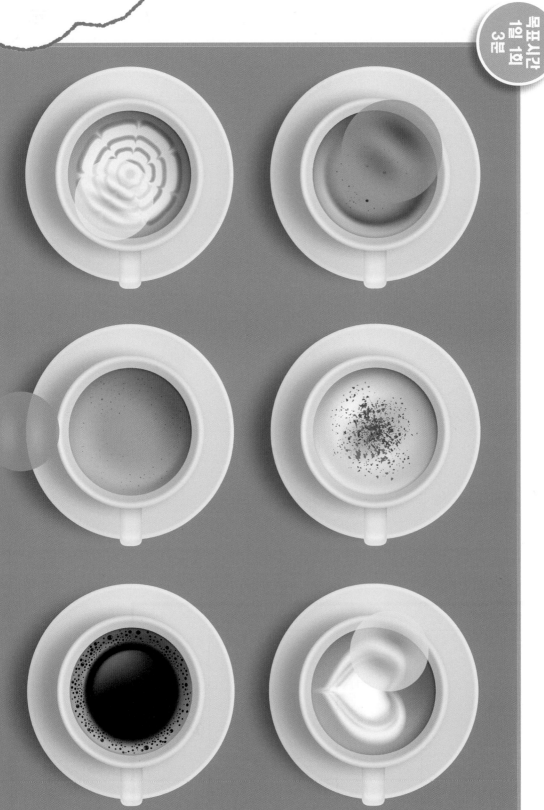

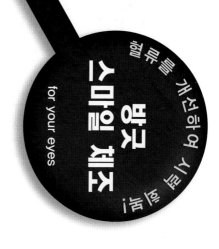

눈 체조 도전! 👀

눈을 개선하여 시력이 좋아지는

밝은 스마일 체조

for your eyes

시력 개선을 위해서는 눈 주위 근육만을 강화해서는 안 됩니다. 얼굴 전체 근육을 잘 움직일 수 있게 되면, 시력 개선에 중요한 역할을 하는 안구 주변의 근육도 함께 움직이게 되어 시력 개선에 도움이 됩니다. 중요한 점은 촬영근육을 개선해서 얼굴과 안구 주변의 근육에 산소와 영양이 잘 도달하게 하는 것입니다.

여기서 소개하는 밝은 스마일 체조로 얼굴 전체의 혈액 순환을 개선하기 바랍니다. 얼굴의 혈액 순환이 잘 되면 피부 외에도 특별하게 보입니다. 눈꼬리 주위 눈과 빨의 혈색, 팔자 주름의 개선도 기대할 수 있습니다.

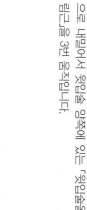
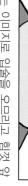

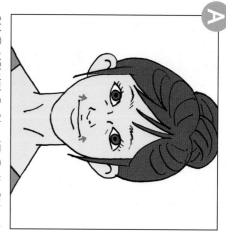

A

얼굴 이완시킨 후, 입꼬리를 올리는 「입꼬리 올림근」에 힘을 주어서 좌우 교대로 입꼬리를 올립니다. 처음에는 손가락으로 보조하면 더욱 효과가 있습니다.

B

좌우의 입꼬리에 검지를 가볍게 대고 입꼬리부터 관자놀이로 이어져 있는 「대협골근」을 좌우 교대로 3번씩 사선으로 끌어 올립니다.

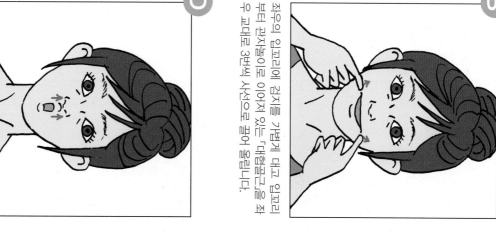
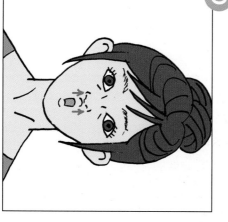

C

좌우의 입꼬리에 검지를 대고 코 옆을 향해서 좌우 교대로 3번씩 윗입술 중앙부터 관자놀이로 이어져 있는 「소협골근」을 끌어 올립니다.

D

가스하는 이미지로 얼굴을 오므리고 힘껏 안으로 내밀어서 윗입술 양쪽에 있는 「윗입술 콧방울 올림근」을 3번 움직입니다.

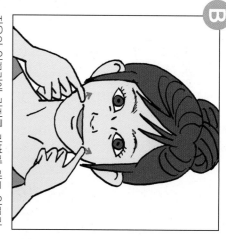

1세트는 **A**부터 **E**까지 3회. 3세트를 반복하세요.

E

눈썹을 올리고 이마에 주름을 만들어 이마 앞쪽을 검지와 중지로 누르면서 아쪽 눈을 감았다 3번 반복하여 눈꼬리의 「안검가근」 움직입니다.

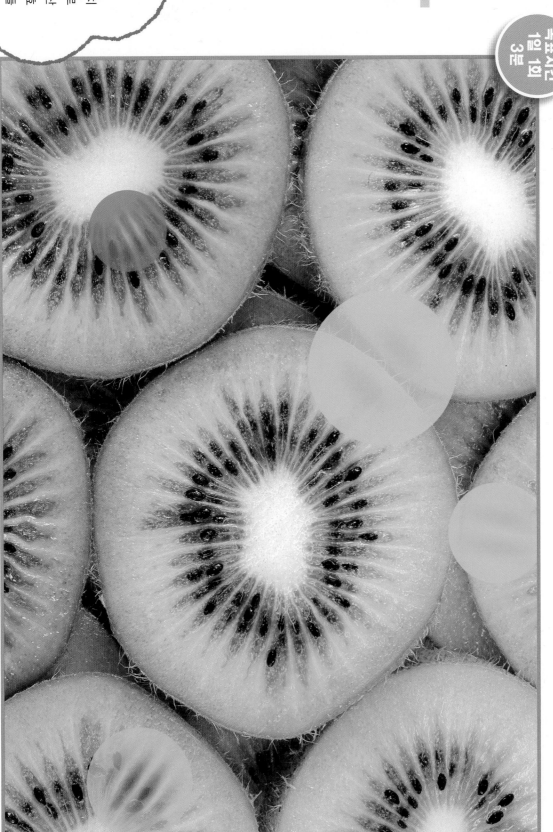

12일 차

가벼운 패치
키위

눈물 움직여서
사진 속
줄무늬를
들여다보자

키위의 선명한 녹색 단면에 가벼운 패치가 숨어 있습니다. 잘 들여다보면서 가벼운 패치와 줄무늬를 찾아보세요. 숨이나 산의 지연스러운 녹색은 눈을 쉬게 하는 효과도 있습니다. 싱싱한 녹색을 천천히 들여다보세요.

눈으로 톡톡 도전!

도형 찾기 트레이닝

목표시간 1분

트레이닝의 방법

① A부터 I까지 9개의 도형 그룹 중, 같은 모양의 도형 그룹이 한 쌍 씩 있습니다. 같은 도형이지 말고 눈만 움직여서 같은 도형 그룹의 알파벳을 대답해보세요.

＊ 눈을 깜박이며 도전하세요.

POINT

눈을 움직여서 같은 것을 찾는 행동이 안구를 지탱하는 근육을 단련합니다. 그룹의 도형 순서를 확인하면서 같은 것을 찾으면 눈을 지긋하고 활성화하여 주의력과 공간 지각력도 높여줍니다. 시선은 한 방향만이 아니라 가로, 세로, 사선으로 다양하게 움직여보세요.

A B C D E F G H I

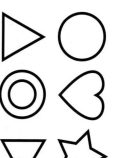

＊ 정답은 8페이지에서 확인하세요.

13일차

가브르 패치

소용돌이 모양 배지

원하는 모양을
골라서
같은 모양을
찾아보자

목표시간
1일 1회
3~10분

보통색 배경에 작은 가브르 패치를 소용돌이 모양으로 배치한 트레이닝입니다. 한 가지 모양의 가브르 패치를 선택하고, 눈만 움직여서 소용돌이 모양을 따라가며 같은 모양을 찾아보세요. 선택한 모양을 전부 찾으면 다른 모양을 골라서 반복해보세요.

잊지 말고
깜박이면서

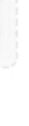

* 같은 모양의 가브르 패치 위치는 79페이지에서 확인하세요.

소용돌이 착시 트레이닝

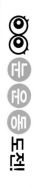

목표시간 30초

트레이닝 방법

① 소용돌이와 세로줄이 있는 그림을 들여다보세요.

② 5개의 세로줄 중, 휘어져 있는 것이 1개 있습니다. 미묘하게 휘어져 있는 선을 찾아보세요.

POINT

곡선과 직선이 섞여 있는 그림을 볼 때 생기는 「눈의 착각」을 이용한 트레이닝입니다. 본 것을 뇌가 감지하는 힘을 기르는 데는 보는 각도를 바꿔서, 그림 아래쪽에서 들여다보면 좀 더 쉽게 알 수 있습니다.

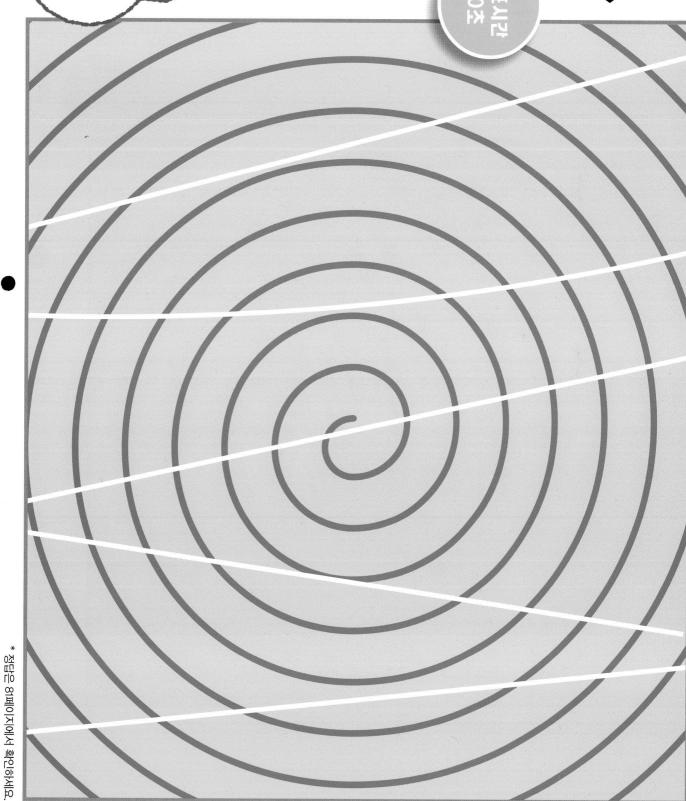

*정답은 8페이지에서 확인하세요.

14일차

가느른 패치
수면의 파문

목표시간
1일 1회
3분

눈을 움직여서
사진 속
줄무늬를
들여다보자

수면에 흔들리며 퍼지는 파문도 부분을 따라서 보면 줄무늬입니다. 파란색 동그라미 속에 숨어있는 줄무늬를 찾아보세요. 계속 들여다보면 눈 깜박임의 횟수가 줄어들거나, 실내가 건조하면 눈 깜박임이 쉬워지거나, 서로이 건조해지면 눈물 분비가 쉬워집니다. 그런 경우에는 「눈 깜박이기 체조」(p.9)를 해보세요.

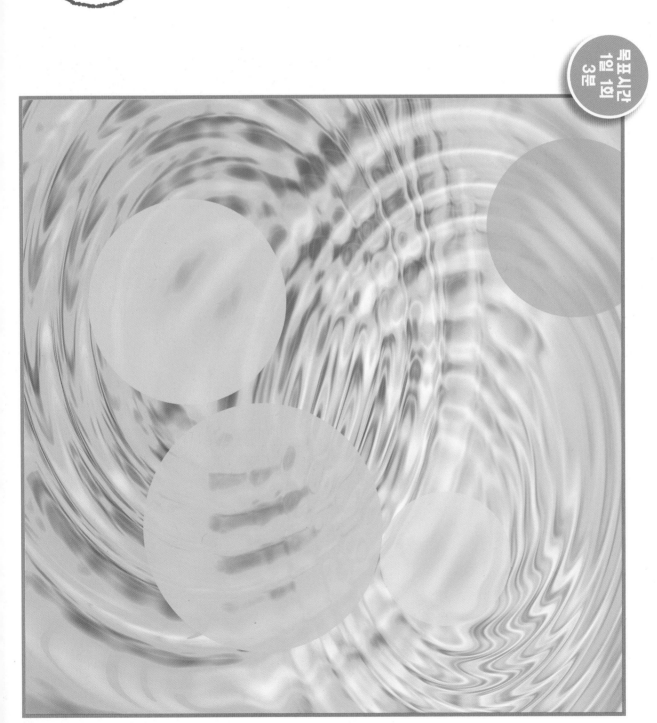

잔상 겹치기 트레이닝

트레이닝 방법

① 위쪽의 스페이드 그림을 30초간 들여다보세요. 시선을 고정하고 그림을 기억하는 느낌으로 응시하세요.

② 30초간 보고 난 후, 아래쪽의 카드 그림을 보세요. 이래 카드 그림 중앙에 스페이드가 보이면 성공입니다.

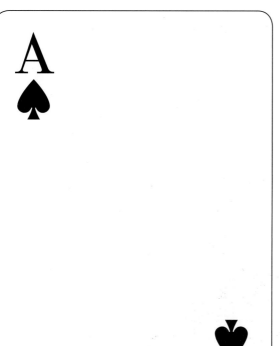

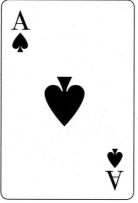

＊이렇게 보입니다

2장의 그림이 겹쳐져서 「스페이드 에이스」 카드가 완성됩니다.

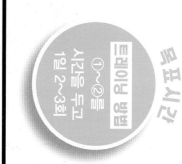

목표 시간
트레이닝 방법 ①~②를
시간을 두고
1일 2~3회

POINT

눈에 들어오는 빛의 양을 조절하는 근육을 단련하여 어두운 장소나 밝은 장소에서 보는 힘을 회복·강화하는 트레이닝입니다. 잔상이 잘 나타나지 않는 사람은 위쪽 그림 보는 시간을 40초, 50초…로 늘려 보세요. 하루 2~3번, 시간 간격을 두고 트레이닝하세요.

가브로 패치
식탁

15일차

목표시간
1일 1회
3분

눈을 움직여서 사진 속 줄무늬를 들여다보자

사진 속에 숨어있는 가브로 패치와 줄무늬를 찾아서 잘 들여다보세요. 이런 식탁에도 의외로 줄무늬가 많이 숨어있습니다. 의식해서 보면 일상적인 생활공간이 가브로 패치 트레이닝 장소로 변합니다. 줄무늬는 빛의 간섭 현상으로 일상 속에도 많이 있습니다.

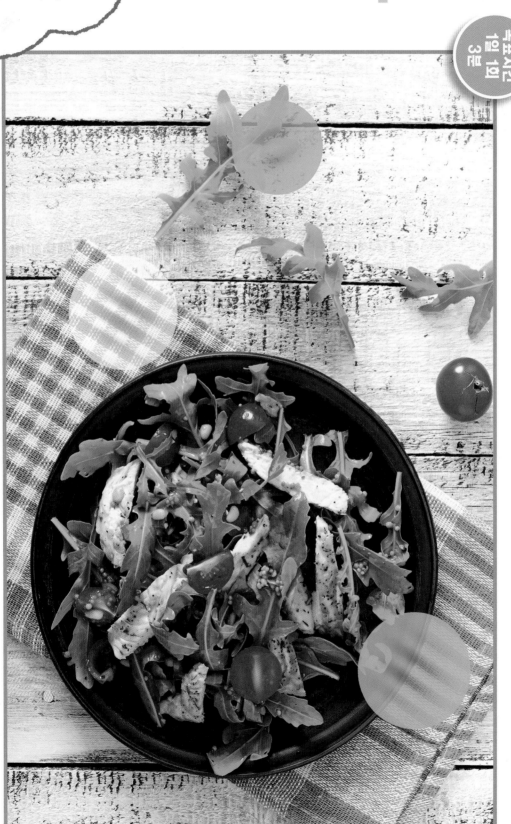

다른 강아지 찾기 트레이닝

트레이닝 방법

1 왼쪽 위에 있는 ★표시 강아지를 잘 보세요.

2 얼굴은 움직이지 말고 눈만 움직여서 ★표시 강아지와 다른 모양의 강아지를 3마리 찾아보세요.

목표시간 45초

POINT

눈을 움직이는 근육을 단련하는 트레이닝입니다. 전체를 훑어서 좋아서 한 마리씩 강아지의 치아에 주의하며 보는 것이 요령입니다. 여러 번 반복해서 동물 위치를 기억하게 되면 트레이닝이 이루어지지 않습니다. 그런 경우에는 책을 거꾸로 놓고 도전해보세요.

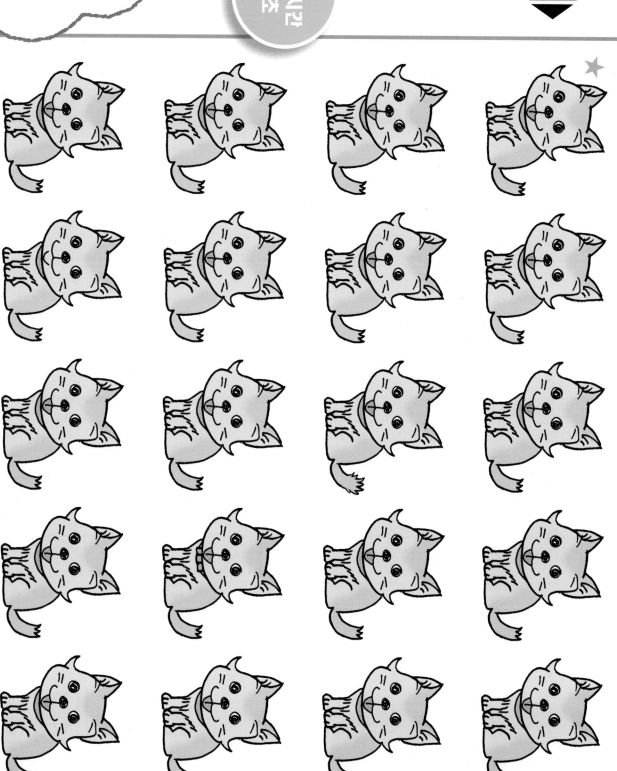

* 정답은 79페이지에서 확인하세요.

눈에 좋은 5가지 식사 방법

몸의 "녹슬음"과 "눌어붙음"을 방지하는 식사부터 "행복 호르몬" 분비, 눈에 좋은 음료 등 5가지 포인트를 소개합니다.

몸의 "녹슬음"과 "눌어붙음", 「산화」와 「당화」를 방지하는 식사가 ◎

산화는 녹스는 것과 비슷합니다. 스트레스, 자외선, 담배 등에 의해 체내에서 지나치게 많이 생성된 활성 산소가 유해 물질로 변질되어 눈과 몸을 늙게 하는 현상입니다.

한편, 당화는 눌어붙는 것과 비슷합니다. 식사에서 지나치게 많이 섭취된 당질이 단백질과 결합하여 단백질을 변성·열화 시켜 생성되는 AGEs(최종당화산물)가 체내에 축적되어 노화와 다양한 질병의 원인이 됩니다.

산화와 당화는 식생활에 의해서 예방하고 개선할 수 있습니다. 산화를 막는 포인트는 항산화 물질이 풍부한 식자재, 예를 들면 비타민이 많은 채소를 적극적으로 섭취하는 것입니다.

"건강한 눈"에는 비타민 A·C·E가 좋다!

눈과 몸의 녹슬음을 방지하는 「항산화 물질」이라고 해도 뭔지 잘 모르겠다는 분이 많으실 것입니다. 대표적인 항산화 물질이 비타민 A·C·E입니다. 이 비타민들을 "비타민 에이스"라고 부릅니다.

체내에서 비타민 A로 변하는 카로틴이 풍부한 식자재는 토마토, 당근, 시금치 등의 채소입니다. 비타민 C는 피망, 브로콜리, 감귤류에 많이 들어 있습니다. 비타민 E가 풍부한 식재료로는 아몬드 등의 견과류, 호박, 아보카도 등이 있습니다.

비타민 A·C·E는 항산화 작용이 강할 뿐 아니라 눈 건강을 지키는 효과도 좋기 때문에 이런 식재료를 밸런스 있게 사용한 샐러드 등을 매일 섭취하는 것을 추천합니다.

주식은 GI 지수가 낮은 것을 하루에 5끼 먹는 것이 이상적

몸의 눌어붙음이라고 불리는 당화를 방지하는 포인트는 혈당치의 급격한 상승을 막는 것입니다. 그러기 위해서는 혈당치를 올리지 않는 식품을 고르는 것이 중요합니다.

이 지표가 되는 것이 「GI(혈당지수)」입니다. 이것은 식품에 포함된 당질의 흡수 정도를 나타낸 수치로, 수치가 낮을수록 혈당치를 올리기 어렵습니다. 예를 들면 백미와 빵 등 탄수화물은 「GI 지수」가 높고, 고기, 생선, 견과류는 낮은 경향이 있습니다. 채소라도 뿌리채소류는 GI가 높은 식자재입니다. 혈당치의 급상승을 막는 또 한 가지 포인트는 식사 횟수를 늘리는 것입니다. 공복 시간이 길면 식후의 혈당치가 쉽게 상승하므로 이것을 방지하는 의미가 있습니다. 그렇지만 하루에 먹는 양은 같아야만 의미가 있습니다.

심신은 안정시키고 만족감을 느끼게 하는 "행복 호르몬"이라고 불리는 세로토닌. 이 물질에는 성장호르몬의 분비를 촉진하는 작용이 있습니다. 성장호르몬은 손상된 세포의 복원·재생, 심신의 피로 해소를 촉진하는 작용을 한다고 알려져 있습니다. 즉, 눈을 비롯한 몸의 건강을 위해서는 체내 합성 세로토닌을 분비시키는 것이 효과가 있습니다.

세로토닌을 증가시키기 위해서 필요한 것은 필수 아미노산인 트립토판. 이것을 많이 포함하고 있는 대표적인 식품은 육류, 어패류, 견과류, 유제품, 대두 등. 매일의 식사에서 이런 것들을 되도록 다양한 종류로 밸런스 좋게 섭취하는 것이 눈과 몸을 건강하게 해줍니다.

눈과 몸에 작용하는 것은 식사만이 아닙니다. 매일 섭취하는 음료도 신경을 쓰는 것이 좋습니다. 단맛인 청량음료에는 당분이 매우 많이 포함되어 있고, 스포츠음료에는 염분과 같은 작용을 하는 나트륨이 포함되어 있습니다. 수분을 빨리 섭취할 수 있게 해 주지만, 일상적으로 많이 섭취하지 않는 것이 좋습니다.

눈에 좋은 대표적인 음료는 녹차. 항산화 작용을 하는 폴리페놀의 일종인 「카테킨」이 포함되어 있어서 혈액순환을 좋게 하고 안정피로 회복 등을 기대할 수 있습니다. 그리고 유럽에서 예로부터 마셔온 「아이브라이트」라고 하는 허브티는 눈 충혈과 피로한 눈 회복에 좋고, 카로틴을 포함한 중국의 「국화차」는 안정피로에 효과가 있습니다.

세로토닌

뇌에서 작용하는 신경전달물질의 한 가지. 트립토판으로 합성됩니다. 우울증의 발병은 스트레스 등에 의한 세로토닌의 분비 부족에 기인한다고 하고, 심신의 건강에 크게 영향을 미치는 물질입니다. 뇌 속의 세로토닌양은 전체의 2% 정도로 장 활동에 작용하는 양이 가장 많고 혈액 중에도 포함되어 있어서 혈관 건강에도 영향을 미칩니다.

트립토판

체내에서 합성되지 않아서 식품에서 섭취해야만 하는 필수 아미노산 중 한 가지입니다. 세로토닌은 트립토판으로 합성되지만 트립토판 자체의 건강 효과도 좋고, 특히 불면증 개선에 효과가 있다고 합니다. 트립토판 함유량이 많은 일상적인 식품에는 가공 치즈, 청국장, 육류가 있습니다.

GI 지수

GI는 Glycemic Index의 약자입니다. 혈당지수라고도 부릅니다. 식품에 의한 혈당치의 상승 차이를 수치화한 것으로 GI 지수 70 이상이 「고 GI 식품」, 56~69가 「중 GI 식품」, 55 이하가 「저 GI 식품」입니다. 같은 쌀이라도 백미는 고 GI 식품, 현미는 저 GI 식품입니다. 정제된 흰색 식품보다는 정제되지 않은 식품이 GI 지수가 낮은 경향이 있습니다.

바쁘거나 시간이 없을 때는 "영양제로 보충"하는 것도 좋다

눈의 건강에 도움이 되는 비타민 A·C·E 등의 영양소와 기능성 성분은 식품에서 섭취하는 것이 가장 좋지만, 한계가 있고 바쁠 때는 만족스러운 식사를 할 수 없을 때가 많습니다. 그런 경우에는 영양제를 섭취하는 것도 한 가지 방법입니다. 단, 복용 중인 약이 있으면 의사나 약사와 반드시 상담하시기 바랍니다.

눈 건강에 도움이 되는 기능성 성분과 효과

- 안토시아닌 ➡ 안정피로 회복, 신경 보호
- 레스베라트롤 ➡ 항산화 작용, 혈관 확장
- 아스타크산틴 ➡ 항산화 작용, 혈액순환 촉진
- EPA·DHA ➡ 시력 저하·안구건조증 개선
- 루틴과 케르세틴 ➡ 항산화 작용
- 태반 ➡ 눈의 노화 방지

16일차

기브르 패치
8자 모양 배지

원하는 모양을
골라서
같은 모양을
찾아보자

목표 시간
1일 1회
3~10분

진한 녹색 바탕 속에 40개 이상의 기브르 패치가 있습니다. 기브르 패치의 크기는 제각각이며, 배경에 묻혀서 잘 보이지 않아도 기브르 패치가 높은 트레이닝입니다. 한 가지 기브르 패치 모양을 선택하여 눈만 움직여서 기울어진 8자 모양을 따라가며 같은 모양을 찾아보세요.

손가락 따라가기 8자 트레이닝

목표 시간
방법 ③ 의 3왕복이 1세트. 시간을 두고 1일 2~3회

트레이닝 방법

① 검지로 ○을 가리키고 8자로 된 선을 공중에서 따라가며 ●까지 천천히 움직이세요.

② ●까지 갔으면 검지를 움직여 다시 ○으로 되돌아가세요.

③ ①, ②의 손가락 움직임에 맞춰 얼굴은 움직이지 말고 눈만 움직여서 손끝을 따라가세요. ③을 3번 반복하면 1세트입니다.

POINT

①과 ②에서 손가락 움직이는 방법을 파악한 후, 트레이닝 ③을 하세요. 하는 방법을 기억했으면 ①과 ②는 반복할 필요가 없습니다. 이것도 눈을 움직이는 근육을 단련하는 트레이닝입니다. 익숙해지면 손가락과 그것을 따라가는 눈의 움직임을 빠르게 하거나 천천히 해서 완급을 조절하세요.

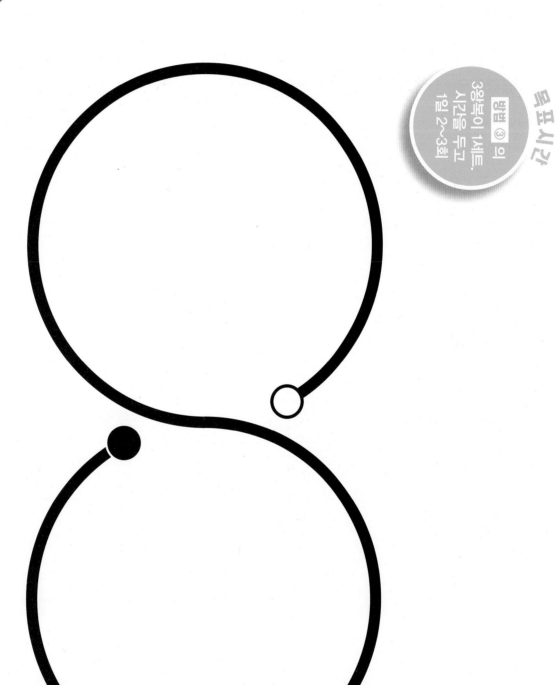

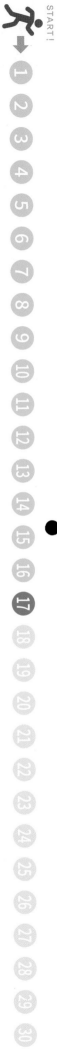

17일차

가보르 패치
물결무늬 배치

원하는 모양을 골라서 같은 모양을 찾아보자

목표시간
1일 1회
3~10분

어제에 이어서 난이도가 높은 트레이닝입니다. 가보르 패치를 한 가지 선택하고 물결무늬 속에 있는 가보르 패치를 따라 같은 모양을 찾습니다. 전부 찾으면 다른 가보르 패치 모양을 찾아보세요. 가보르 패치의 모든 종류를 찾을 것으로는 없습니다.

* 같은 모양의 가보르 패치 패치 위치는 80페이지에서 확인하세요.

두뇌 운동 도전!

다른 색 찾기 트레이닝

목표시간 30초

트 레 이 닝 방 법

1 표정지 같은 무늬의 그림 중심 부분을 보세요.

2 파란색이 아닌 연한 보라색의 작은 사각형이 있습니다. 얼굴은 움직이지 않고 눈만 움직여서 연한 보라색 사각형이 몇 개 있는지 찾아보세요.

＊ 하나를 찾을 때마다 눈을 한 번 깜박이세요.

POINT

색의 명암을 의식하면 눈에 들어오는 빛의 양을 조절하는 힘이 길러집니다. 동시에 눈을 움직이는 근육을 단련하고 이완하는 효과도 있습니다. 눈의 피로를 느낄 때는 의식해서 눈을 천천히 움직이도록 하세요. 눈이 피곤하고 건조할 때는 눈 깜박이는 것도 효과가 있습니다.

가벼운 퍼즐
파스타

18일 차

눈을 돌직여서
사진 속
줄무늬를
들여다보자

목표시간
1일 1회
3분

일상생활에서 자주 접하는 줄무늬 속에
숨어있는 가벼운 퍼즐를 발견하는 트레이
닝입니다. 다양한 파스타의 무늬에 가벼
운 퍼지가 숨어있었습니다. 전체적으로 잘
보고 가벼운 퍼즐를 찾아보세요. 그리고
파스타의 물결무늬와 줄무늬도 잘 들여다
보세요.

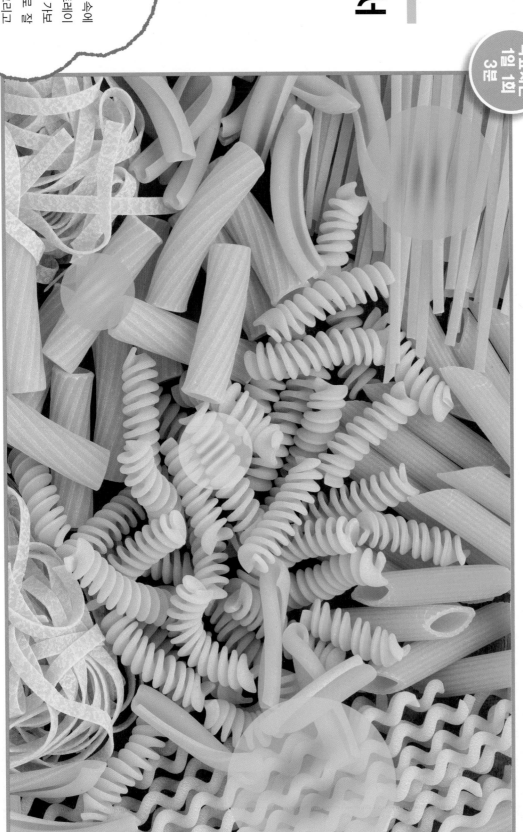

평면 읽는 단어 찾기 트레이닝

트레이닝 방법

① 얼굴은 움직이지 말고 눈만 움직여서 오른쪽 사진의 식재료 A~E의 명칭을 찾아보세요.

＊ 한 글자를 찾을 때마다 눈동을 한 번 깜빡이세요.

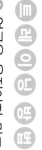

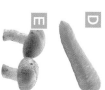

POINT

평면의 크고 작은 글자를 보면, 가깝고 먼 곳에 초점을 맞추는 능력을 기를 수 있습니다. 눈을 움직이는 근육을 단련하고 이완시키는 겸을 의식하며, 시선을 단련하게 운동하며 글자를 찾아봅시다. 익숙해지면 「라면」, 「커피」, 「생선」 등 단어를 빨리 찾아보세요.

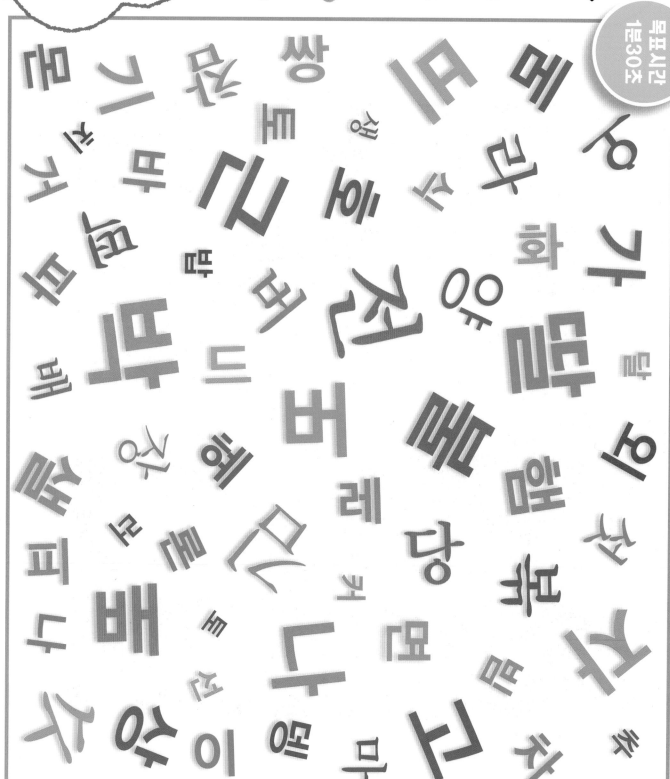

＊ 정답은 81페이지에서 확인하세요.

19일차

가브른 패치
붉은 색 꽃

눈을 움직여서 사진 속 총무니를 들여다보자

목표시간
1일 1회
3분

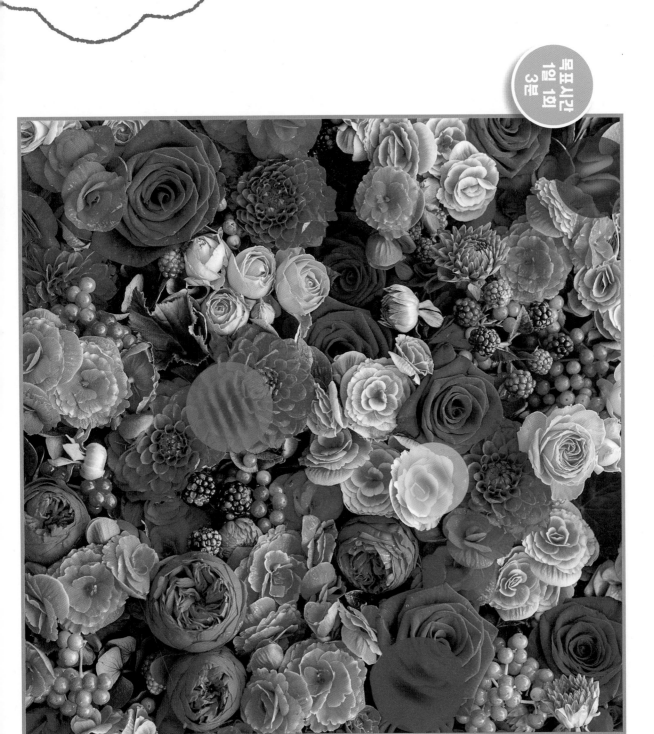

빨강과 분홍의 그러데이션이 화려한 장미와 달리아 사이에 가브른 패치가 숨어 있습니다. 겹쳐져 있는 꽃잎과 총무한 색채에 매몰되지 않고 가브른 패치를 찾아 보세요. 꽃잎도 잘 살펴보세요. 화려한 색채는 눈과 뇌에 적당한 자극이 됩니다. 아름다운 걸 보고 느끼는 것도 중요합니다.

지그재그 숫자 찾아가기 트레이닝

트레이닝 방법

① 얼굴은 움직이지 말고 눈만 움직여서 시작 지점인 1에서 끝 지점인 10까지 선을 따라 순서대로 숫자 지점을 눈으로 찾아가세요.

② 10까지 가면, 다시 반대로 1까지 오면 종료입니다.

목표 시간

트레이닝 방법
①~②를
합쳐서 2분

POINT

1일차에 소개한 「직선 지그재그 트레이닝」을 복잡하게 만든 응용 버전입니다. 눈을 움직이는 근육 강화와 활박운동 선에도 효과가 있습니다. 익숙해지면 눈을 움직이는 속도를 빠르게 하거나 느리게 완급을 주며 트레이닝하세요.

시작

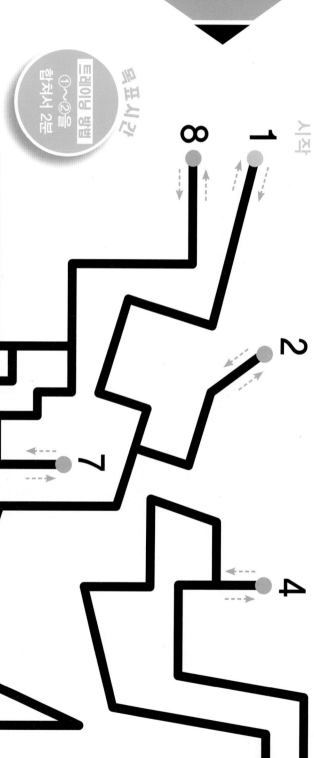

10 끝

9

8

1

2

7

4

5

6

3

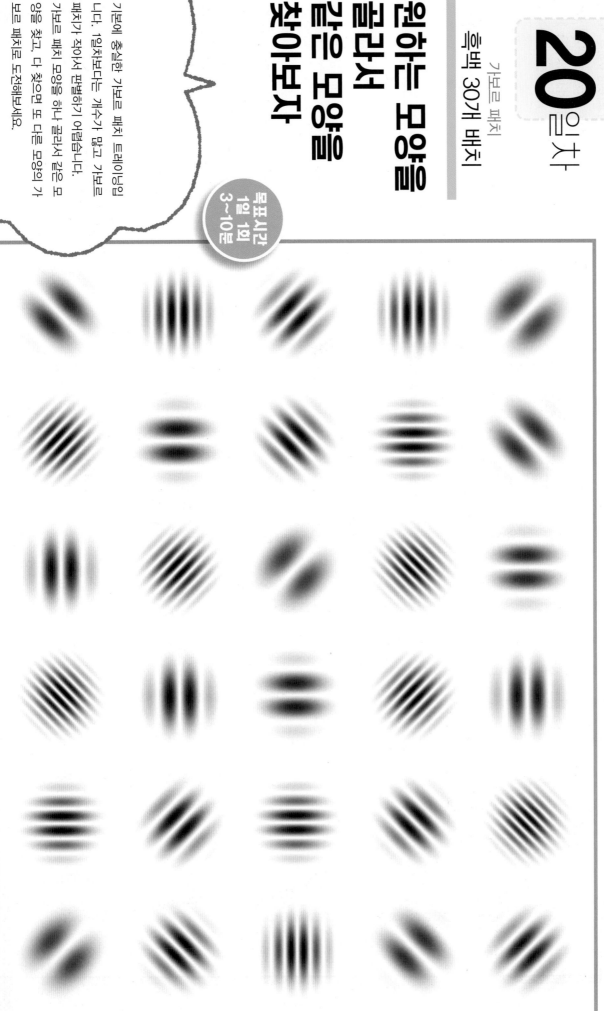

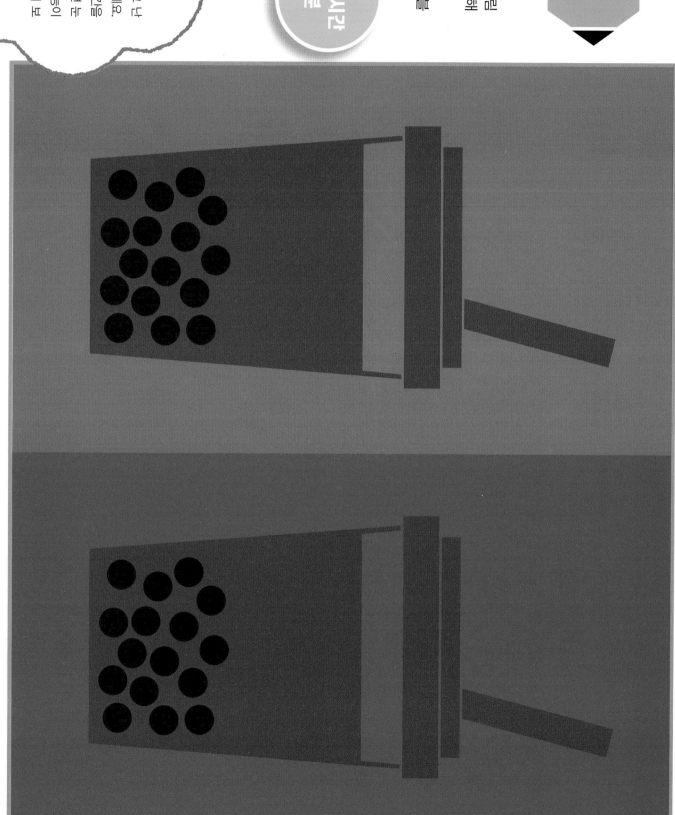

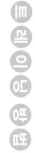

비교 색채 트레이닝

플레이 방법

목표 시간 1분

① 오른쪽과 왼쪽의 비둘기 그림을 천천히 시간을 두고 비교해 보세요.

＊ 배경색이 변하면 같은 색 비둘기 이라도 다르게 보입니다.

POINT

처음에 오른쪽 그림을 5초 동안 보고 난 후, 왼쪽 그림을 5초 동안 바라보세요. 점점 오른쪽과 왼쪽의 그림 보는 시간을 늘립니다. 대조적인 색 조합을 보면 눈들어오는 빛의 양을 조절하는 기능이 강화됩니다. 배경색의 차이로 다르게 보이는 것에 주목하세요.

21일차

가브로 패치
흑백 40개 배치

원하는 모양을 골라서
같은 모양을
찾아보자

목표 시간
1일 1회
3~10분

가브로 패치 모양을 하나 골라서 같은 모양을 찾고, 다 찾으면 다른 모양의 가브로 패치를 찾아보세요. 어제와 같은 방식으로 기본적인 가브로 패치 트레이닝입니다. 개수가 더 늘어서 난이도는 더 높아졌습니다. 눈이 피로해지기 쉬우므로 눈을 잘 깜박이며 하세요.

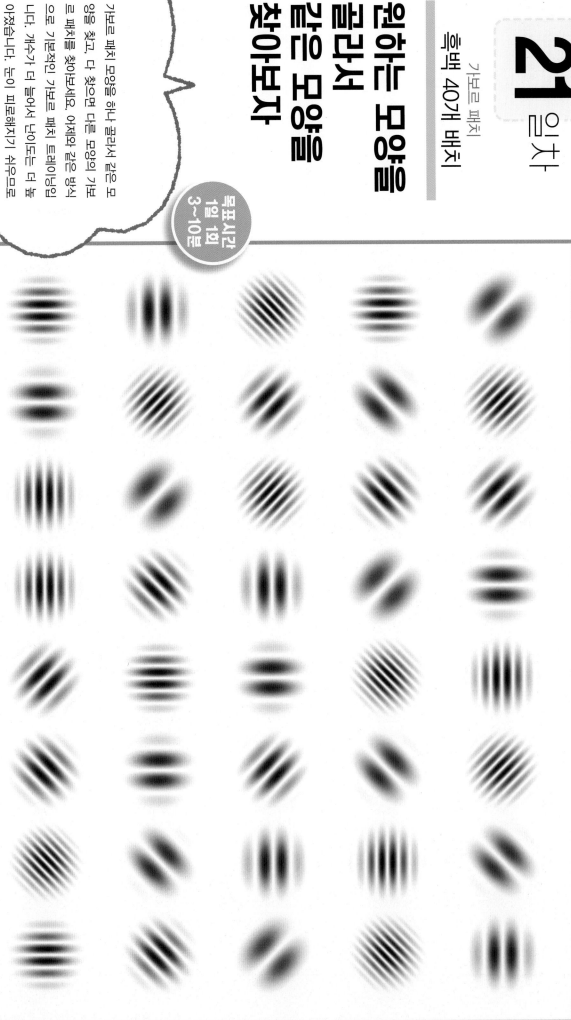

* 같은 모양의 가브로 패치 위치는 80페이지에서 확인하세요.

둥글둥글 착시 트레이닝

트레이닝 방법

① 눈을 고정하고 하트 모양이 둥글둥글 라는 신기한 그림을 천천히 바라 보세요.

목표시간 30초

POINT

보는 방식에 따라 하트가 흔들려 보이는 「착시 그림」 트레이닝입니다. 거리감과 입체감을 뇌가 편안하는 것으로 초점 조절이 단련됩니다. 멀미를 느끼는 경우 에는 바로 중단하세요.

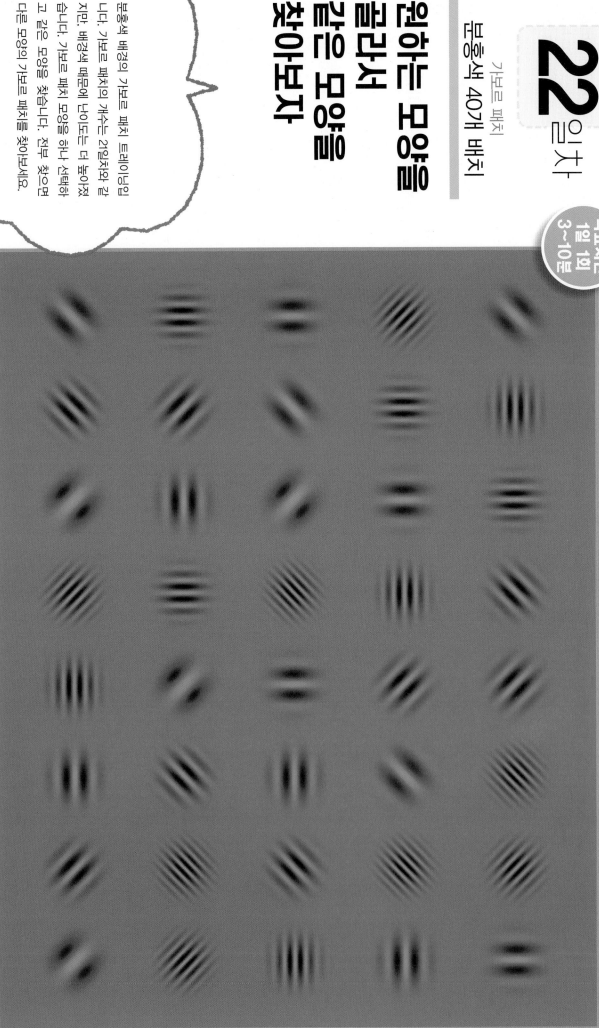

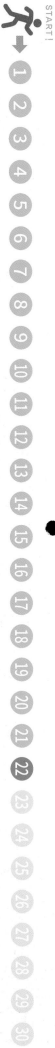

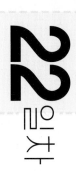

22일차

가브르 패치
분홍색 40개 배지

원하는 모양을
골라서
같은 모양을
찾아보자

목표시간
1일 1회
3~10분

분홍색 배경의 가브르 패치 트레이닝입니다. 가브르 패치의 개수는 21일차와 같지만, 배경색 때문에 난이도는 하나 더 높아졌습니다. 가브르 패치 모양을 하나 선택하고 같은 모양을 찾습니다. 전부 찾으면 다른 모양의 가브르 패치를 찾아보세요.

* 같은 모양의 가브르 패치 위치는 80페이지에서 확인하세요.

거울에 비친 시계 트레이닝

트레이닝 방법

① A~E의 시계는 거울에 비쳤을 때처럼 뒤집어져 있습니다. 시계를 잘 보고 바늘이 몇 시몇 분을 가리키고 있는지 생각해 보세요. D, E, F는 시계가 기울여져 있어서 더욱더 어려운 문제입니다.

목표 시간
6개 합쳐서
5분

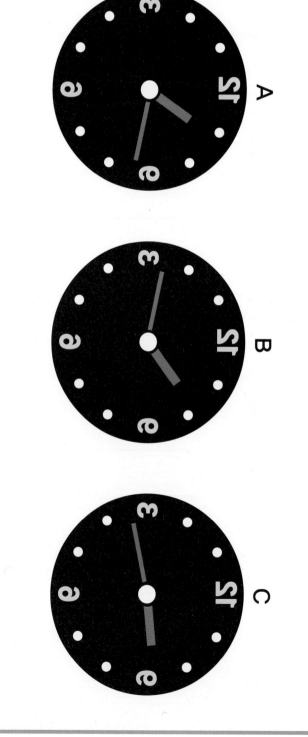

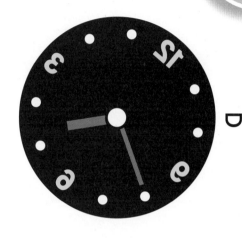

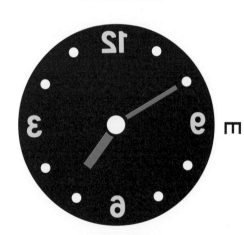

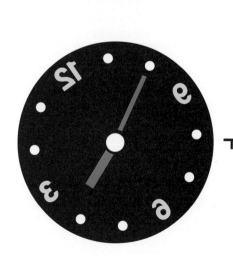

POINT

사람이 사물을 「볼」 때, 눈만 사용하는 것이 아닙니다. 바라본 정보가 뇌로 가서 그 정보를 뇌가 처리하여 「보는」 행위가 성립됩니다. 이 트레이닝은 바라본 정보를 처리하는 뇌의 작용을 활성화합니다. 시계를 잘 보고 제대로 된 문자판을 머리에 떠올려보세요.

* 정답은 81페이지에서 확인하세요.

23일차

기브르 패치
격자무늬

원하는 모양을
골라서
같은 모양을
찾아보자

목표시간
1일 1회
3~10분

배경색을 보라색으로 바꾸고, 격자무늬를 더한 기브르 패치 트레이입니다. 배경색과 기브르 패치의 색이 비슷하고 각 지무늬가 간섭해서 더욱더 고난도입니다. 기브르 패치 모양을 하나 선택하고 같은 모양을 찾습니다. 전부 찾으면 다른 모양의 기브르 패치를 찾아보세요.

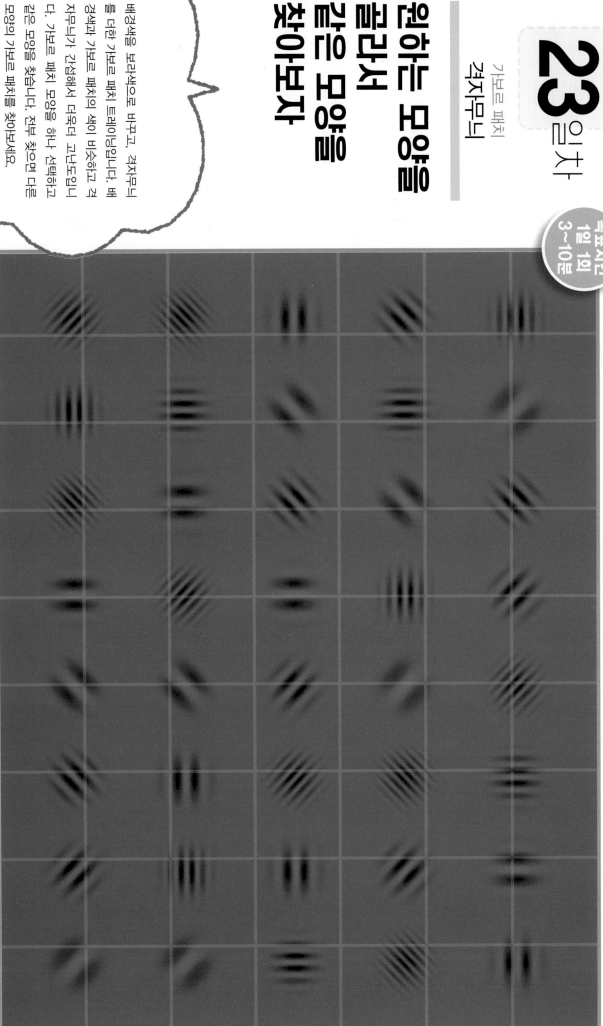

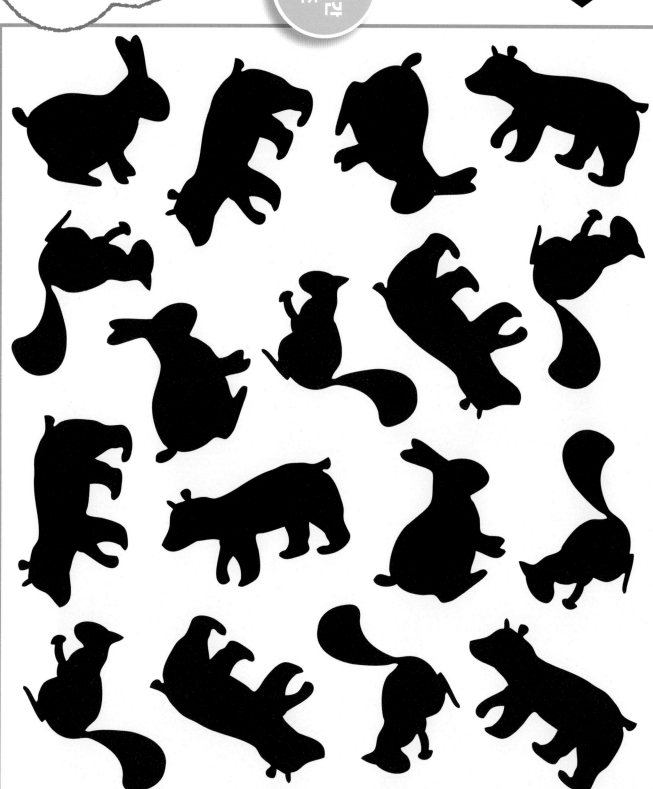

눈으로 똑똑 도전!

동물 종류 찾기 트레이닝

트레이닝 방법

① 다람쥐, 토끼, 곰이 그려져 있습
니다. 얼굴은 움직이지 말고 눈
만 움직여서 각각의 동물이 몇
마리 있는지 세어보세요.

목표시간
30초

POINT

15분처의 「다른 길이지 찾기 트레이닝」의
반대 버전입니다. 집중해서 동물 모양을
판단하는 근육뿐만 아니라 뇌 트레이
닝도 동시에 가능합니다. 먼저, 각각 동
물의 특징을 파악하여 기로나 세로 한 방
향으로 순서대로 찾아보세요.

* 정답은 81페이지에서 확인하세요.

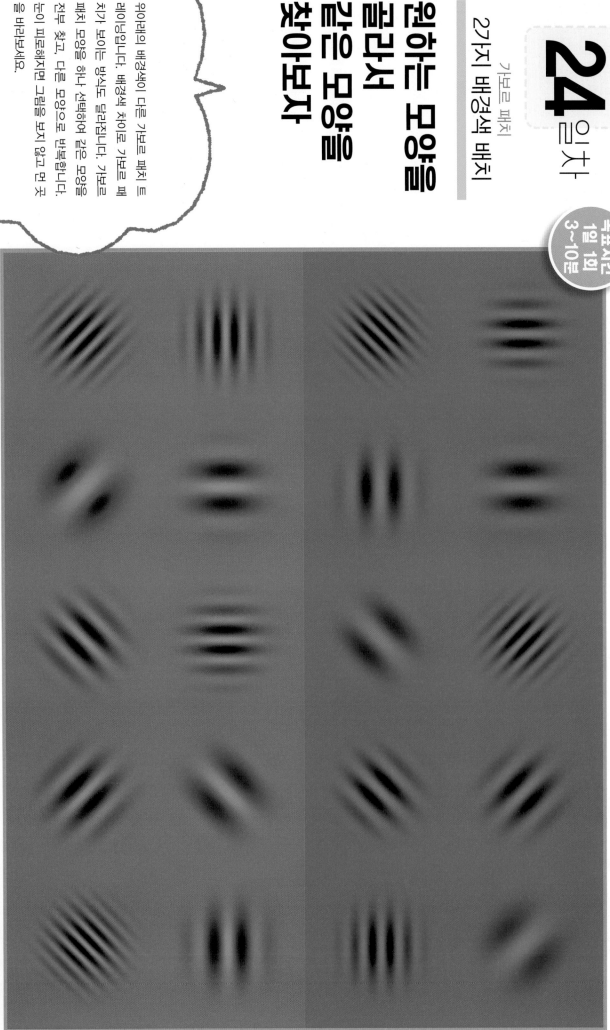

24일차

가보르 패치
27가지 배경색 배지

목표시간
1일 1회
3~10분

원하는 모양을
골라서
같은 모양을
찾아보자

위아래의 배경색이 다른 가보르 패치 트레이닝입니다. 배경색 차이도 가보르 패치가 보이는 방식도 달라집니다. 가보르 패치 모양을 하나 선택하여 같은 모양을 전부 찾고, 다른 모양으로 반복합니다. 눈이 피로해지면 그림을 보지 않고 먼 곳을 바라보세요.

* 같은 모양의 가보르 패치 위치는 80페이지에서 찾아하세요

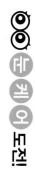
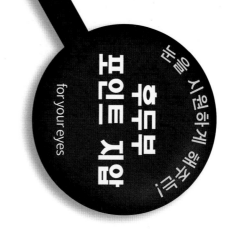

눈을 시원하게 해주는

후두부 포인트 지압

for your eyes

눈과 뇌의 활성화에 효과가 있는 후두부 지압을 소개합니다. 후두부에 있는 뇌후두엽에는 눈에서 들어간 시각 정보를 처리하는 「시각야」라는 부위가 있고, 후두부 포인트 지압은 눈과 뇌를 포함한 머리 전체의 혈액 순환을 촉진하는 효과가 있습니다.

귀 뒤에 있는 「완골」은 안정피로, 두통, 얼굴 부음, 목 결림 등의 해소에 효과가 높은 포인트입니다. 「풍지」도 후두부의 머리카락이 나기 시작하는 곳에 있는 포인트로 시력과 눈병 개선 효과기 대할 수 있을 뿐 아니라, 어깨 결림, 두통, 비음, 불면증 등에도 효과가 있습니다.

완골 마사지

> 좌우 동시에 5초간 눌러서 지긋합니다. 10번 반복합니다.

완골 위치
양쪽 귀 뒤쪽에 있는 튀어나온 뼈(측두골 유양돌기) 뒤쪽에 있는 움푹 들어간 곳이 완골입니다. 귀 뒤쪽을 손가락으로 만져보면 바로 알 수 있습니다.

지압 방법
움푹 들어가 있는 곳에서 돌기를 향해서 엄지손가락으로 5초 정도 누릅니다.

풍지 마사지

> 좌우 동시에 3~5초간 누르고 1초 쉽니다. 3번 반복합니다.

풍지 위치
후두부의 머리카락이 나기 시작하는 부분 중앙에 있는 움푹 들어간 곳과 측두골 유양돌기를 으로 이은 선 중간에 위치합니다.

지압 방법
양손 엄지손가락으로 포인트를 누르고 다른 4개의 손가락으로 머리를 지지합니다.

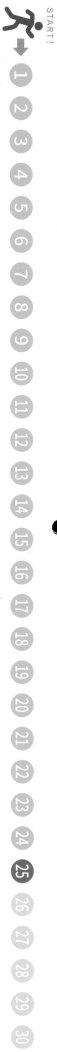

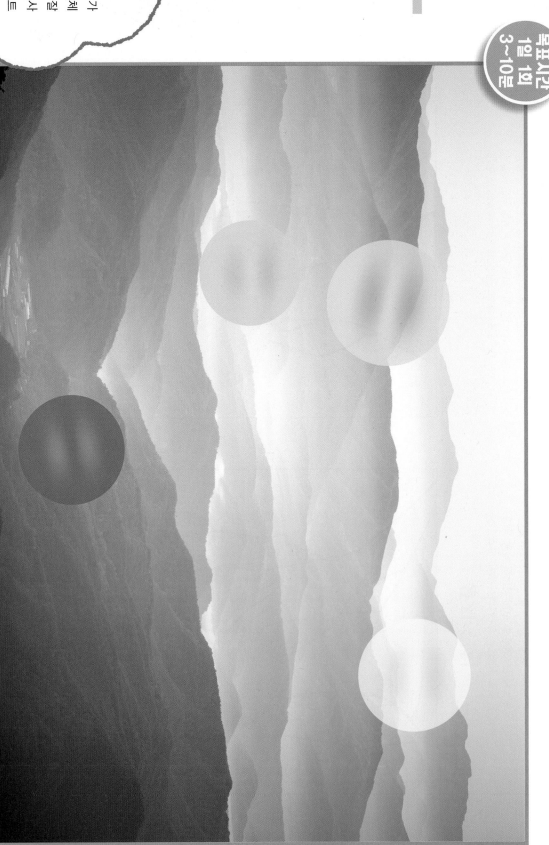

기본은 패치
산과 운해

25일차

원근감을
느끼면서
촬영나를
틀어보자

목표 시간
1일 1회
3~10분

산봉우리가 겹쳐진 웅장한 경관 속에 가
는 패치가 숨어 있습니다. 사진을 전체
적으로 보면서 기묘한 패치 초무니를 잘
들어보세요. 원근감이 있는 사진을 사
용하여 눈 초점을 조절하는 근육을 스
트레칭하고 강화시키는 점이 다른 트레이
닝과의 차이입니다.

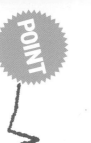

두뇌 풀기 도전!
단어 만들기 트레이닝

단어 만들기 트레이닝

트레이닝 방법

① A~E의 각각 크고 작은 다양한 글자의 순서를 맞춰서 단어를 만들어보세요.

※ 시각 정보만을 의지하지 말고, 뇌 속에서 순서와 크기를 바꿔가며 재구축하는 힘이 필요합니다.

POINT

눈으로는 정보를 정리하는 뇌 기능을 단련하는 트레이닝입니다. 잘 보고 생각해보세요, 글자의 순서를 다양하게 조합해 보며 알맞은 단어를 만들어보세요. 대부분 어렵지 않은 단어입니다.

목표 시간 A부터 E까지 합쳐서 3분

예제 개 + 시 + 신 + 럴 = **답** 시 럴 개 신

A ㅌ + 학 + 수 + ㅗ =

B ㅌ + 이 + ㄷ + 다 + 아 =

C 학 + 으 + 츠 + 교 =

D 세 + 왓 + 층 + 대 =

E 패 + ㅌ + ㅗ + 치 + 가 =

* 정답은 81페이지에서 확인하세요.

26일차

가브로 패치
해안의 석양

원근감을 느끼면서 촬영을 해보자

목표시간
1일 1회
3분

바다를 빨갛게 물들이는 석양이 인상적인 풍경입니다. 그 속에 가브로 패치가 숨어 있습니다. 사진을 전체적으로 보면서 가브로 패치의 촬무늬를 잘 들여다보세요. 가시광선 중 가장 긴 파장을 가진 붉은 계열의 색은 교감신경에 자극을 줍니다. 원근감을 의식하면서 바라보세요.

착시 도형 트레이닝

트레이닝 방법

① 중심의 분홍색 동그라미 주위
에 크기가 다른 파란색 동그라
미가 그려진 그림이 2개 있습니
다. 분홍색 동그라미의 크기를
비교해보세요. 어느 것이 크게
보이나요?

목표시간 30초

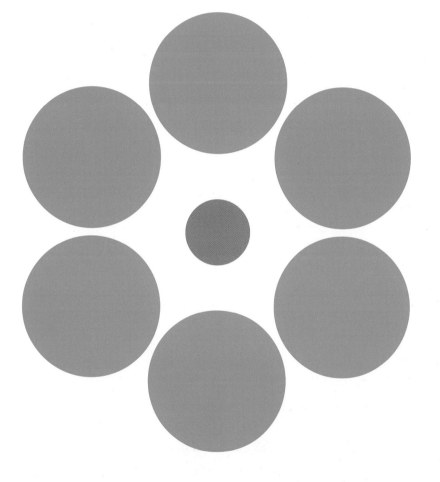

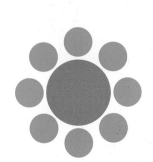

POINT

이것은 에빙하우스 착시 도형이라는 것
입니다. 사실 분홍색 동그라미는 똑같은
크기입니다. "우왓" 하고 놀라고 "그렇구
나"라고 납득하는 것으로 뇌는 활성화됩
니다. 도형 전체를 파악하려는 어른들은
속기 쉽고, 어린아이들에게는 착시가 일
어나지 않는다는 연구 결과가 있습니다.

27일차

가보르 패치
봄의 풍경

원근감을 느끼면서 줌무빙을 들여다보자

목표 시간
1일 1회
3분

먼 하늘과 멀리 산이 있고, 선명한 색의 5층 탑 주위에 벚꽃이 활짝 핀 사진입니다. 가까운 곳에서 먼 곳까지 사진을 전체적으로 보면서 숨어있는 가보르 패치와 줌무빙을 잘 들여다보세요. 드레이닝하는 것을 잊고서 계속 바라보게 되는 경관입니다.

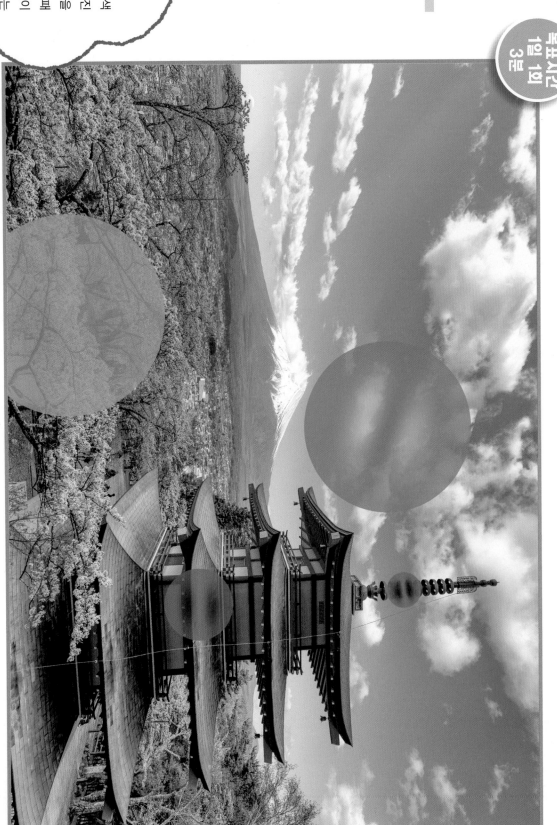

좌우 대칭! 트레이닝

트레이닝 방법

1 좌우 대칭으로 그려진 코끼리 그림을 잘 들여다보세요.
2 좌우 그림에 서로 다른 부분이 3곳 있습니다. 찾아보세요.

목표시간 30초

POINT

좌우로 시선을 움직이면 눈을 움직이는 근육이 단련됩니다. 주시하는 부분을 정하여 왼쪽을 보고 오른쪽의 대칭이 되는 부분을 주시하는 느낌으로 다른 부분을 찾아보세요. 집중력과 주의력이 필요하므로 눈과 머리가 상쾌한 상태일 때 도전하는 것이 좋습니다.

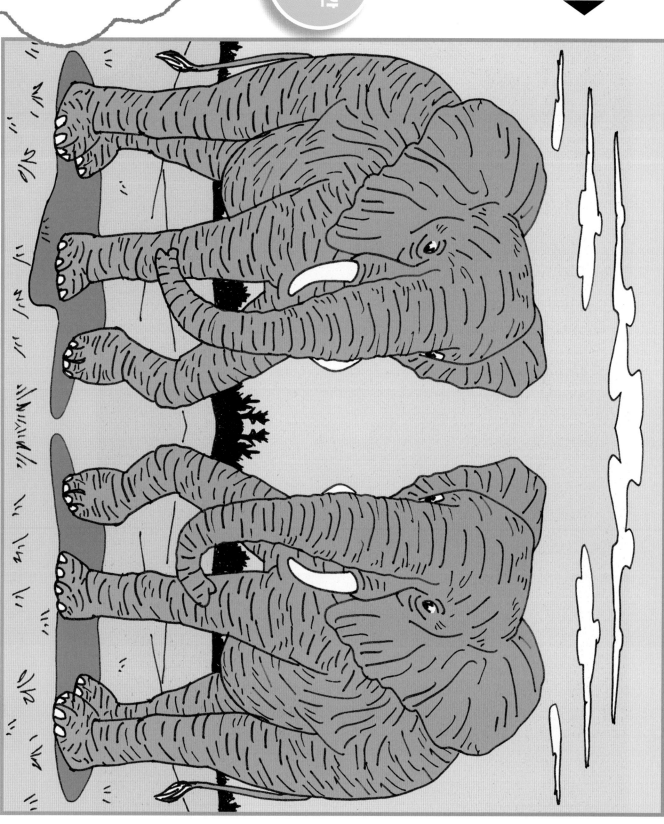

* 정답은 80페이지에서 확인하세요.

28일차

가뿐르 패치
나선계단

목표시간
1일 1회
3분

원근감을 느끼면서 종무님를 들여다보자

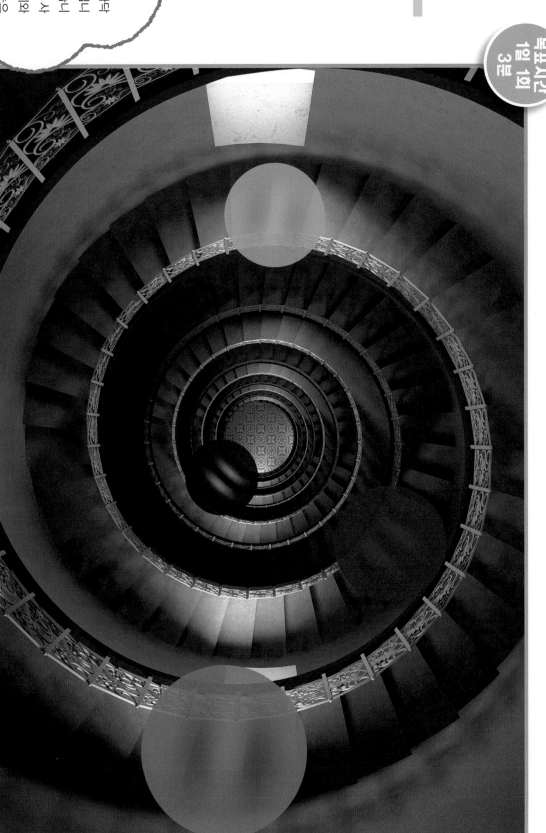

계단 위부터 모자이크 무늬가 있는 바닥까지 나선을 그리며 연속되는 계단입니다. 그 속에 가뿐르 패치가 숨어 있습니다. 눈으로 나선을 따라가는 느낌으로 사진을 전체적으로 잘 보고 가뿐르 패치와 종무님를 잘 들여다보세요. 나선를 눈으로 따라갈 때 아지라운 사람은 원근감을 의식해며 보세요.

크고 작은 알파벳 트레이닝

트레이닝 방법

① A부터 Z까지 26개의 알파벳이 쓰여 있습니다. 얼굴은 움직이지 말고 눈으로만 움직여서 A부터 Z까지 순서대로 찾아보세요.

② Z부터 A까지 거꾸로 돌아가며 찾아보세요.

※ 한 글자 찾았을 때마다 눈을 한 번 깜빡이세요.

POINT

이 트레이닝은 전체를 파악한 후, 세세한 것에 눈을 움직이는 것이 요령입니다. 시선을 가로, 세로, 사선으로 움직여서 눈 근육을 단련하세요. ①, ②에 익숙해지면 예를 들어 「DOG」, 「CAT」, 「TRAIN」 등 생각나는 간단한 영어 단어를 찾아봐도 좋습니다.

목표 시간
트레이닝 방법
①~②를 합쳐서 2분

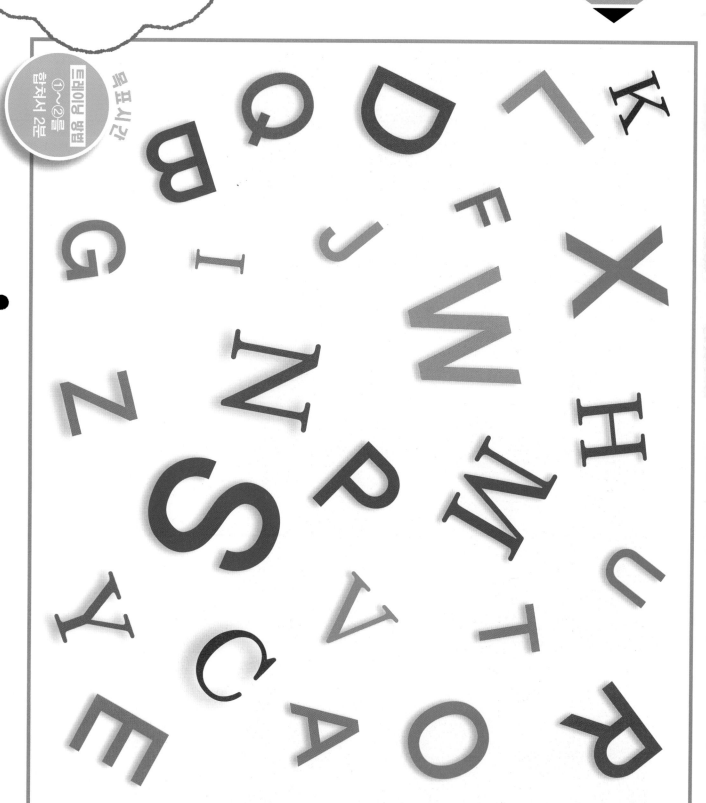

29일차

가보른 패치
꽃밭

원근감을
느끼면서
초무니를
들여다보자

다양한 색의 꽃이 피어있는 꽃밭입니다.
사진을 전체적으로 보면서 가보른 패치
와 초무니를 잘 들여다보세요. 가까운 꽃
의 모습부터 먼 곳의 꽃 라인, 그 뒤에 펼
쳐진 푸른 숲과 멀리 보이는 산끼까지 이
다른 경관을 즐기며 원근감을 의식하며
시선을 움직여보세요.

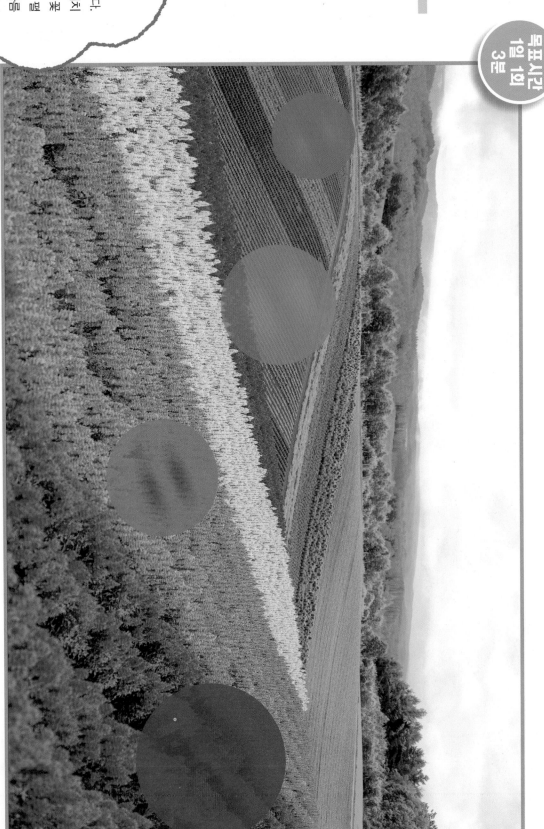

도형 퍼즐 트레이닝

풀이 방법

① 우측의 1 「나뉘어 있는 부분을 조합할 때 필요 없는 부분을 찾는 "도형 맞추기 퍼즐" 과 2 「분할한 도형을 찾는 "도형 분할 퍼즐"에 도전하세요. 전체 도형의 모습과 도형의 부분을 잘 보고 생각해 보세요.

POINT

뇌를 활성화하여 공간을 인식하는 힘을 기르는 트레이닝입니다. 도형 부분을 잘 보고 머릿속에서 재구성하여 도형에 들어맞는지, 도형 부분의 방향 에서 바꾸면서 위의 그림과 비교해보세 요. 공간 인식력을 기르면 보는 힘도 향 상됩니다.

1 필요 없는 부분은 어느 것?

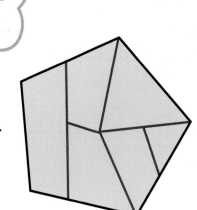

도형이 뒤집어진 것도 있습니다

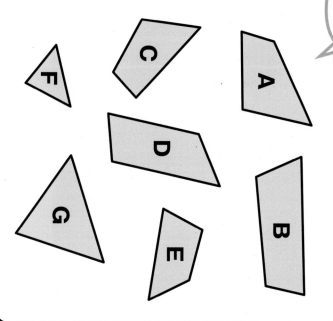

목표시간 1과 2 합쳐서 2분

2 잘려진 부분 2개는 어느 것?

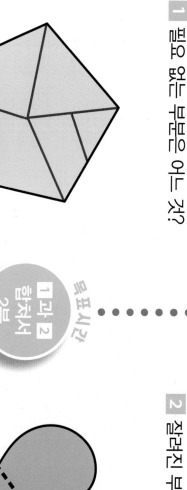

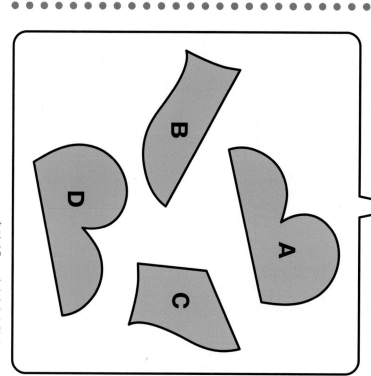

*정답은 81페이지에서 확인하세요.

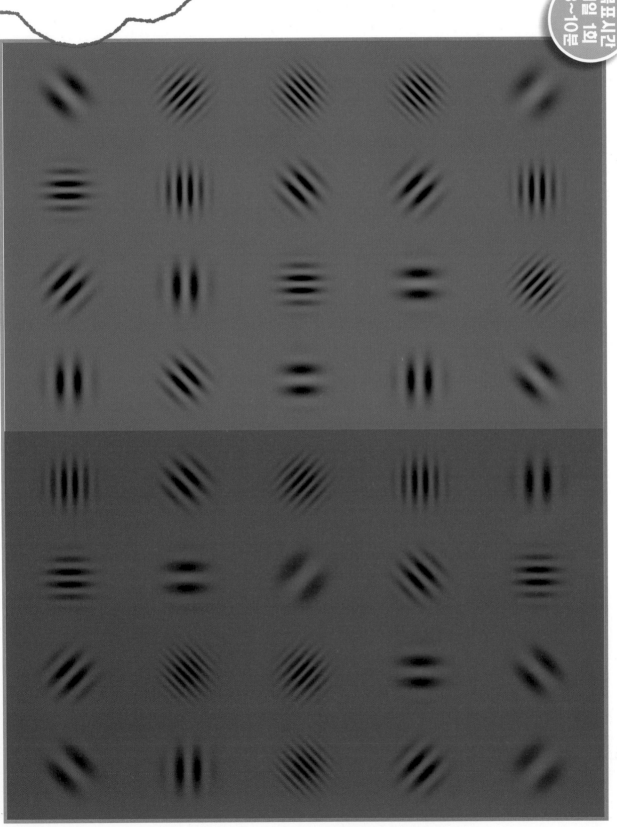

30일차

가브로 패치
27가지 배경색 배지

목표시간
1일 1회
3~10분

원하는 모양을
골라서
같은 모양을
찾아보자

마지막 날은 좌우 배경색이 다르게 배치
된 가브로 패치 트레이닝입니다. 가브로
패치 모양을 하나 선택하여 같은 모양을
전부 찾고, 다른 모양을 같은 방법으로
반복하세요. 트레이닝은 여기나 마지막
이 아닙니다. 가능하면 1일차로 돌아가서
계속 반복하세요.

* 같은 모양의 가브로 패치 아래는 80페이지에서 찾아보세요.

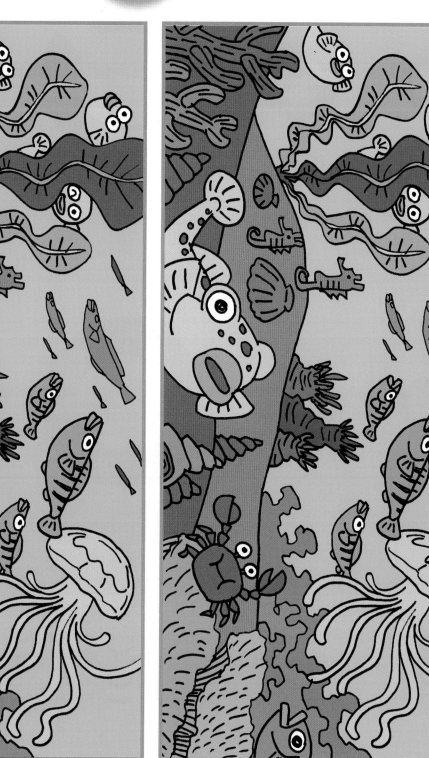

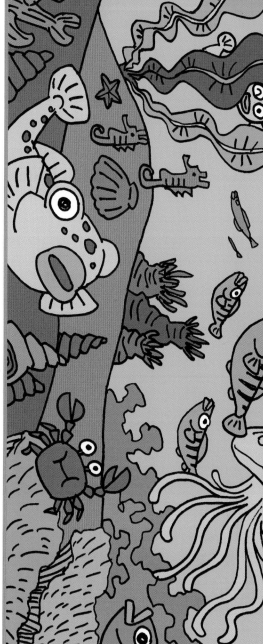

뇌 튼튼 동 도전!

다른 그림 찾기 트레이닝

트레이닝 방법

① 위아래의 일러스트 2장에는 다른 부분이 7곳 있습니다. 얼굴을 옆으로 돌리지 말고 눈만 움직여서 다른 부분을 찾아보세요.

목표시간 3분

POINT

드디어 '눈 운동'도 마지막 날입니다. 약 간 난이도가 높은 다른 그림 찾기에 도 전해보세요. 주의력·집중력도 필요하 고, 눈과 뇌의 종합적인 활성화를 목표로 합니다. 지금까지 반복적으로 설명한 것 과 같이 전체상을 파악하고 세세한 부분 에 주목하는 가로, 세로, 사선으로 시선 을 다양하게 움직여서 눈을 움직이는 근 육을 강화하세요.

*정답은 80페이지에서 확인하세요.

시 력 측 정 표

■ 시력은 이침부터 밤에 걸쳐서 저하되므로 오전 중에 측정하는 것을 추천합니다. 같은 시각, 같은 환경에서 트레이닝과 측정을 하면 더욱 정확히 변화를 실감할 수 있을 것입니다.

■ 이 시력 측정표는 '하루 3분 바르만 보면 눈이 좋아지는 책'용으로 작성한 가장용 간이 측정표로 정확한 시력 측정이 가능하고 할 수는 없습니다. 정확한 시력을 알고 싶으면, 반드시 의료기관에서 측정하시기 바랍니다.

사용 방법

1 이 페이지(시력 측정표)를 펼쳐서 벽에 겁니다.
2 한쪽 눈의 나안시력(안경ㆍ콘택트렌즈를 착용하지 않은 상태의 시력)이 0.1 미만인 사람은 측정표에서 3m 떨어진 곳에 서도록 합니다. 0.1 이상인 사람은 측정표에서 30cm 떨어진 곳에 섭니다.
3 위치가 정해지면 한쪽 눈씩 측정합니다(검사할 눈은 가늘게 뜨지 않도록 하고, 반대쪽 눈은 손바닥으로 완전히 가려서 아무것도 보이지 않도록 합니다).

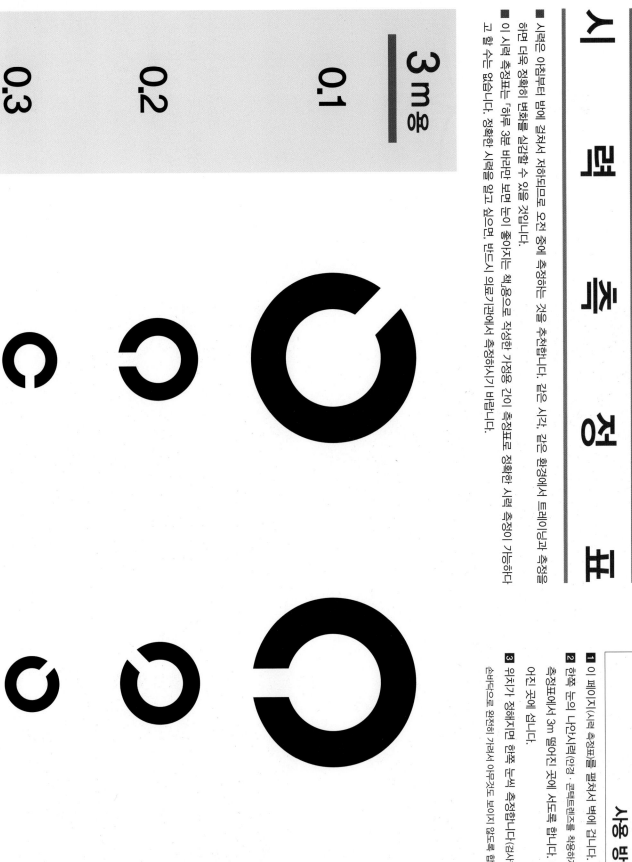

3m용

0.1

0.2

0.3

30cm용

0.01

0.02

0.03

0.4   0.04

0.5   0.05

0.6   0.06

0.7   0.07

0.8   0.08

0.9   0.09

1.0   0.1

알아두면 좋은
눈의 **구조**와 보이는 **원리**

● **눈의 구조**(오른쪽 안구 횡단면도)

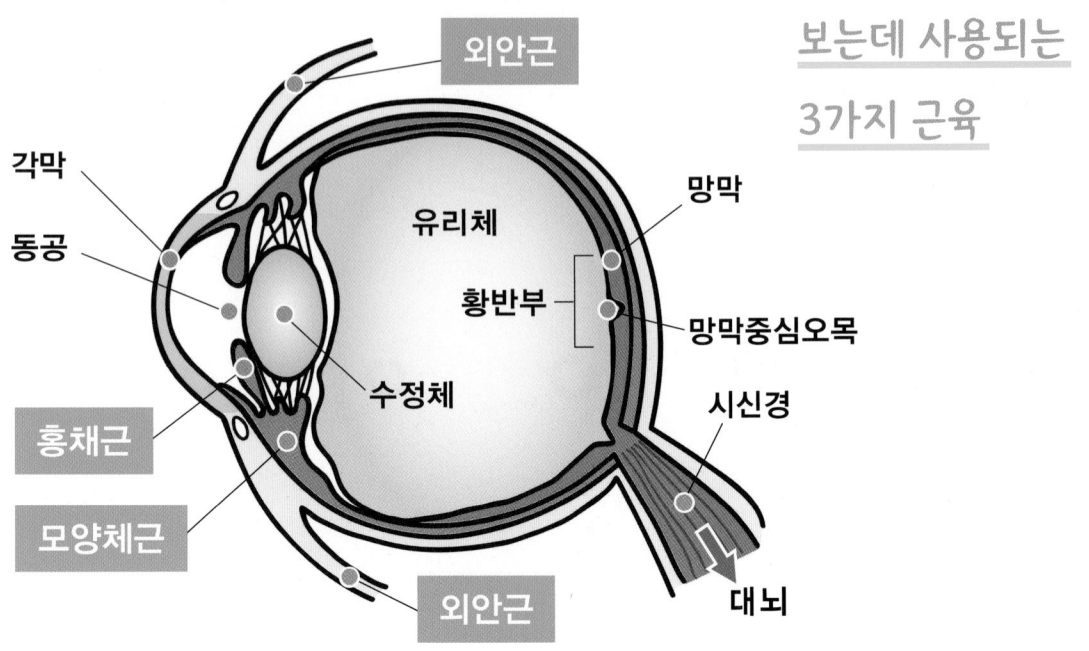

보는데 사용되는
3가지 근육

외안근

각막
동공
홍채근
모양체근
외안근

유리체
황반부
수정체

망막
망막중심오목
시신경
대뇌

◉ **안구를 지지하는 6가지 근육**
(오른눈 정면에서)

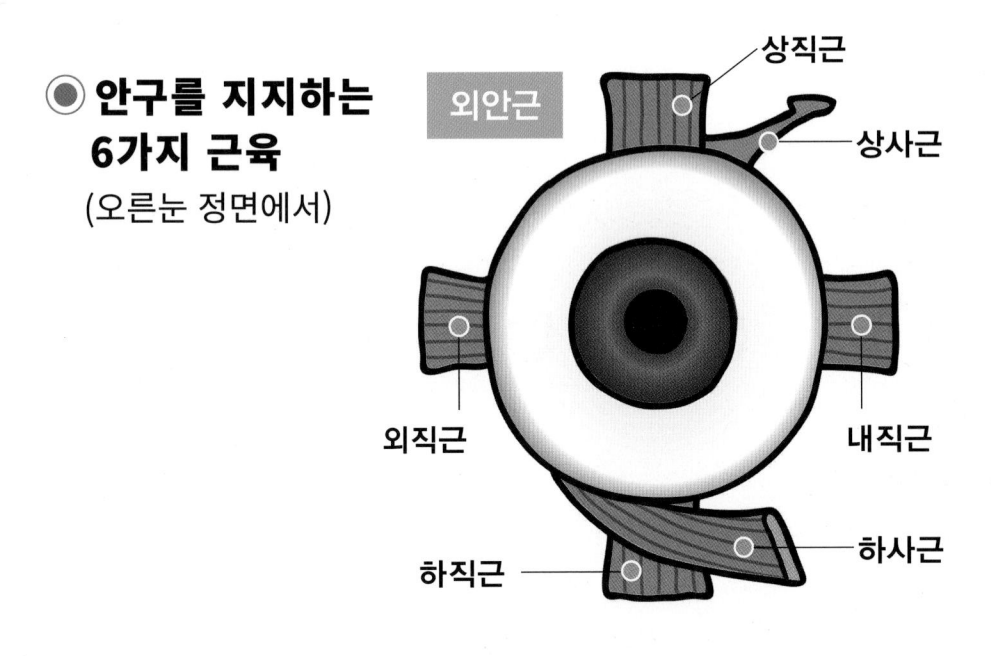

외안근

상직근
상사근
내직근
하사근
하직근
외직근

시각으로 뇌를 많이 자극할 수 있다

눈은 인체에서 가장 진화된 기관이라고 할 수 있습니다. 한편, 인간이 감각 기관을 통해서 취합하는 정보 중 80%가 시각 정보라고 합니다. 정확한 근거가 되는 문헌은 없지만, 예를 들면 "지금부터 눈을 감고 가장 가까운 역으로 가서 지하철을 타보세요."라고 해도 대부분의 사람은 할 수 없을 것입니다. 적어도 일상생활에서는 시각이 매우 중요한 정보원이 된다는 것입니다. 그런 거대한 시각 정보를 받아서, 뇌는 인식하기 위해 적절히 정보를 처리하고 있습니다. 그러므로, 시각의 악화와 노화는 뇌의 정보량 저하로 이어지기 마련입니다.

◉ 보이는 원리

물체가 빛을 받아서 반사한 빛은 처음에 각막에서 굴절하여 동공을 통해서 눈에 들어갑니다. 빛은 수정체에서 한 번 더 굴절하여 망막에 도달하여 거꾸로 된 상이 맺힙니다. 이 신호가 시신경을 통하여 대뇌에 보내져서 시각 정보로 인식됩니다.

눈은 인체 중에서 가장 진화된 정밀 기계

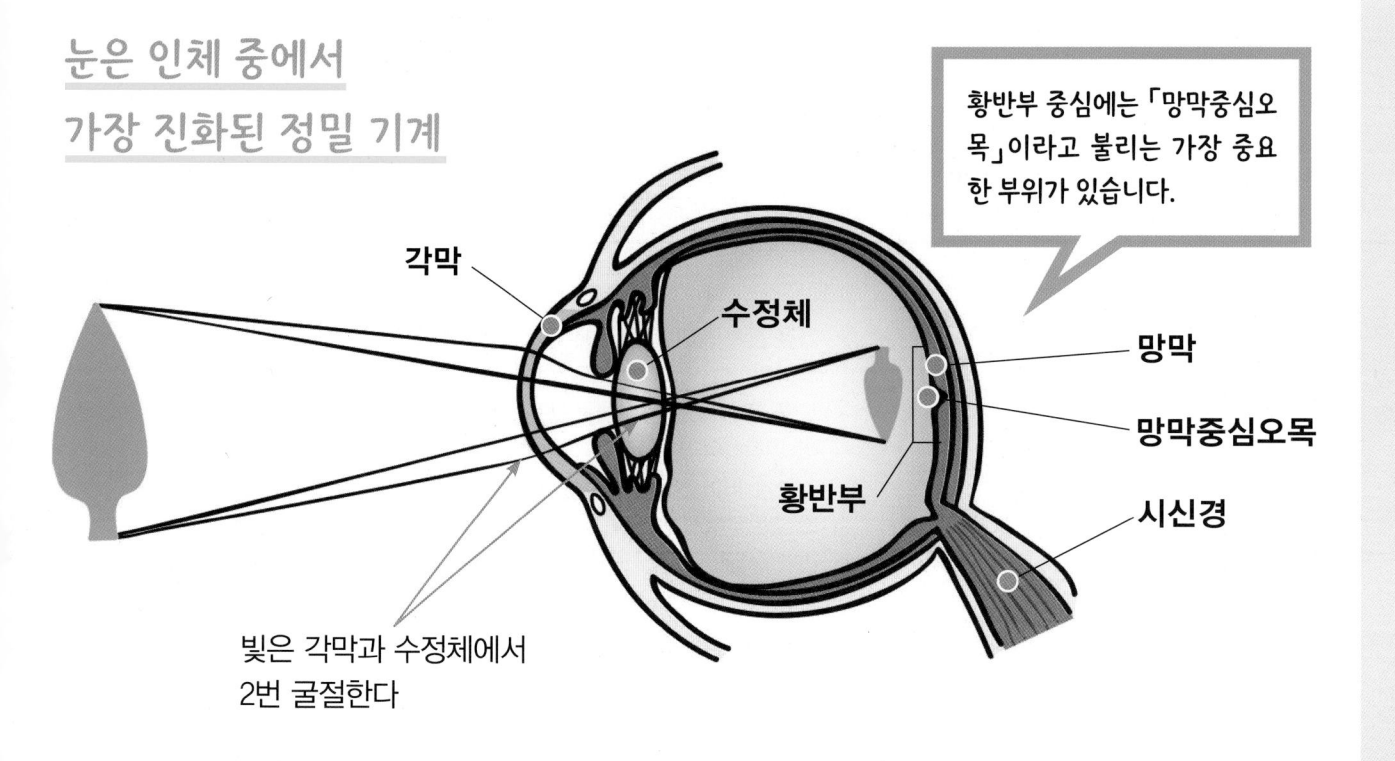

황반부 중심에는 「망막중심오목」이라고 불리는 가장 중요한 부위가 있습니다.

각막 / 수정체 / 망막 / 망막중심오목 / 황반부 / 시신경

빛은 각막과 수정체에서 2번 굴절한다

정밀 기계 같은 눈의 구조

눈은 보통 직경 2.4cm 정도의 동그란 구체입니다. 내부는 투명한 젤리 형태의 「유리체」로 채워져 있고, 유리체는 안구의 형태를 유지하고 안구 속의 모든 기관을 보호하는 쿠션 역할을 담당하고 있습니다. 사물을 볼 때, 빛은 먼저 안구 정면의 「각막」을 지나서 「동공」에서 안구 내부로 들어갑니다. 카메라 렌즈와 같은 역할을 하는 「수정체」에서 굴절된 빛은 안구의 내벽을 감싸는 얇은 망 형태의 「망막」에 상이 맺힙니다.

카메라 필름에 비유되는 망막에는 빛과 색을 느낄 수 있는 「시신경」이 많이 있어서 수정체에서 굴절된 빛이 「황반부」에서 초점이 맺혀서 선명한 상을 얻을 수 있습니다.

망막에 도달한 빛은 「시신경」을 통하여 대뇌에 보내져 시각 정보(본 것)로 인식됩니다.

안구 주변에는 「외안근」, 「모양체근」, 「홍채근」 등의 근육이 있고 「보기」 위해서 다양하게 움직입니다. 6개의 근육으로 만들어진 외안근의 역할은 안구를 지지하며 수축과 이완을 하여 안구를 움직입니다. 모양체근은 수축해서 수정체 두께가 변하게 하고, 원근 초점을 조절하는 역할을 합니다. 홍채근은 카메라의 「조리개」에 해당하여 동공 크기를 수축하여 바꿔서 밝기를 조절합니다.

인체에서 가장 활발하게 움직이는 근육 중 한 가지로 눈 근육을 들 수 있습니다. 무의식중에도 눈은 계속 움직이고 많은 시각 정보를 처리하기 위해서 계속 근육이 움직이고 있습니다.

트레이닝에 의한 눈 근육의 유연성 유지와 보호가 중요한 것은 각각의 근육이 시각과 깊은 관련이 있기 때문입니다.

👀 알아두면 좋은
근시와 노안의 원리

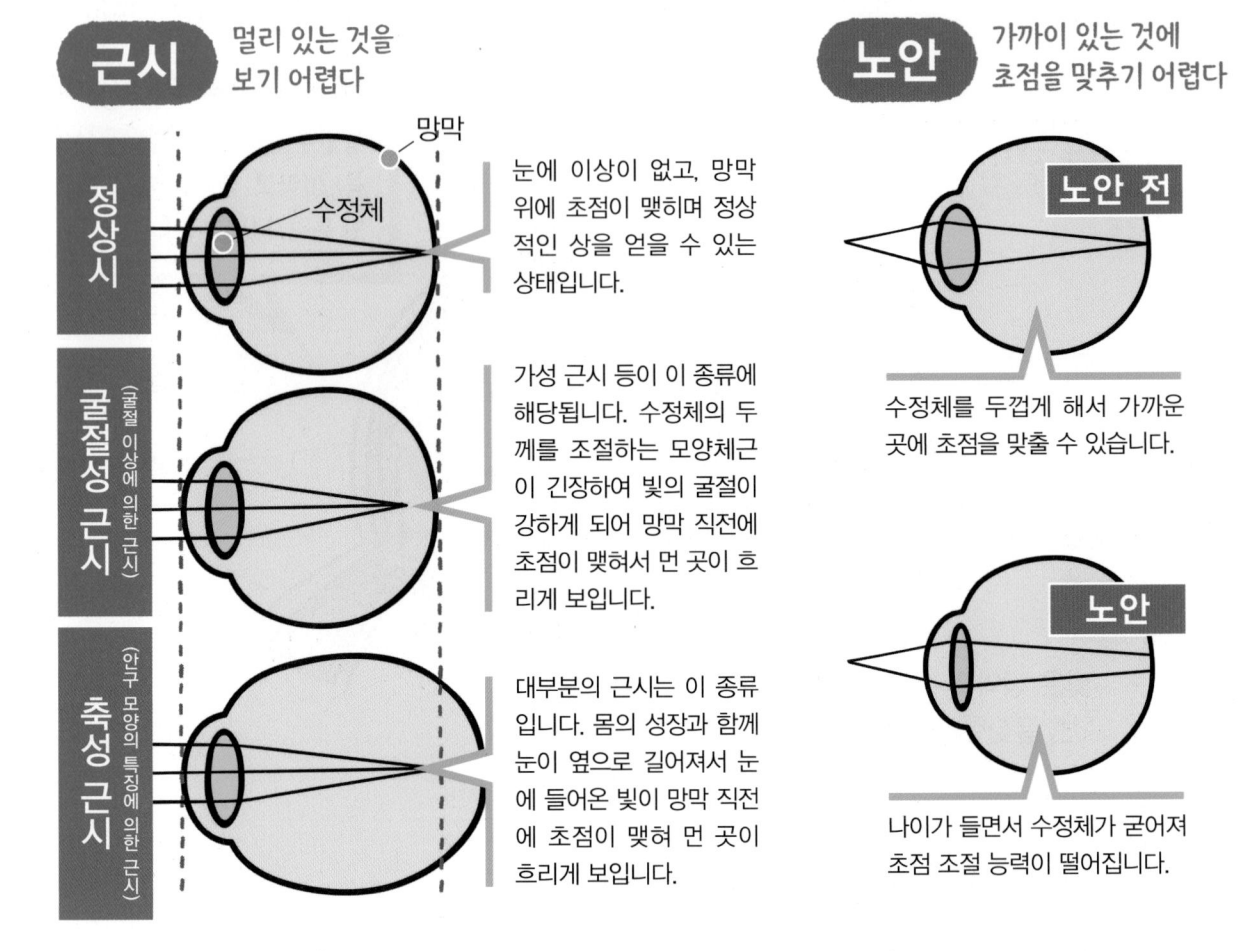

근시 멀리 있는 것을 보기 어렵다

노안 가까이 있는 것에 초점을 맞추기 어렵다

정상시

망막
수정체

눈에 이상이 없고, 망막 위에 초점이 맺히며 정상적인 상을 얻을 수 있는 상태입니다.

굴절성 근시 (굴절 이상에 의한 근시)

가성 근시 등이 이 종류에 해당됩니다. 수정체의 두께를 조절하는 모양체근이 긴장하여 빛의 굴절이 강하게 되어 망막 직전에 초점이 맺혀서 먼 곳이 흐리게 보입니다.

축성 근시 (안구 모양의 특징에 의한 근시)

대부분의 근시는 이 종류입니다. 몸의 성장과 함께 눈이 옆으로 길어져서 눈에 들어온 빛이 망막 직전에 초점이 맺혀 먼 곳이 흐리게 보입니다.

노안 전

수정체를 두껍게 해서 가까운 곳에 초점을 맞출 수 있습니다.

노안

나이가 들면서 수정체가 굳어져 초점 조절 능력이 떨어집니다.

   앞에서 말한 것과 같이 눈에 들어온 빛은 각막과 수정체에서 굴절하여 망막에 초점이 맞아서 상이 맺힙니다. 근시와 노안은 망막 황반부에 초점을 맞추는 것이 불가능한 상태입니다. 근시와 노안은 그 원인이 다릅니다. 먼저, 근시부터 설명합니다.

   근시는 멀리 있는 것을 보기 어려운 상태로 근시인 눈에 들어온 빛은 망막의 황반부에 초점이 맞춰지지 않고 그 앞에서 초점이 맺힙니다. 그래서, 멀리 있는 것이 흐리게 보입니다. 지금까지 근시의 발생·진행은 24~25세까지라고 해 왔습니다. 하지만, 최근에는 30~40대까지도 진행하는 근시가 세계적으로 문제가 되고 있습니다. 원인은 근거리의 좁은 범위만 보는 생활 스타일에 의한 것으로 생각되어집니다.

   먼 곳을 보는 시야가 흐려지는 굴절이상인 근시와 다르게, 노안은 조절 장애로 가까운 곳의 초점이 맞지 않고 흐리게 보이는 상태입니다. 그 외에 백내장 합병 등으로 명암대비 감도저하 등의 증상도 볼 수 있습니다. 노안은 나이가 들면서 수정체가 단단하게 굳어서 유연성이 사라져, 가까운 곳에 초점을 맞추기 위해서 수정체를 두껍게 하는 것이 어려워져서 생깁니다. 누구라도 생길 수 있고 피하기 힘든 현상이지만 최근에는 생활 스타일의 변화와 눈을 혹사하는 일이 많아서 발병 연령이 빨라지는 것이 문제 시 되고 있습니다.

가보르패치의 위치와 「눈 운동」정답

가보르 패치 트레이닝의 위치와 「눈 운동」의 정답입니다. 같은 숫자인 것이 같은 모양의 가보르 패치입니다.

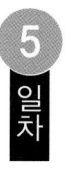

5일차

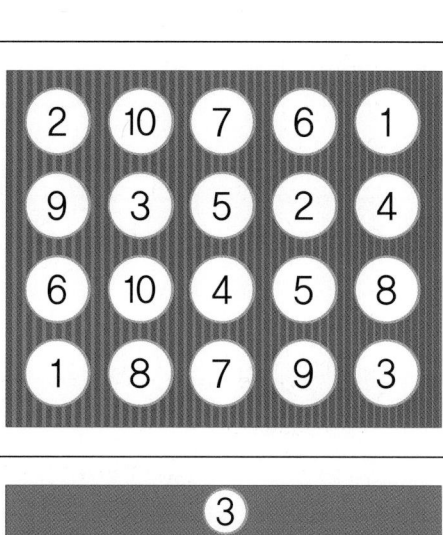

1일차

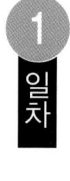
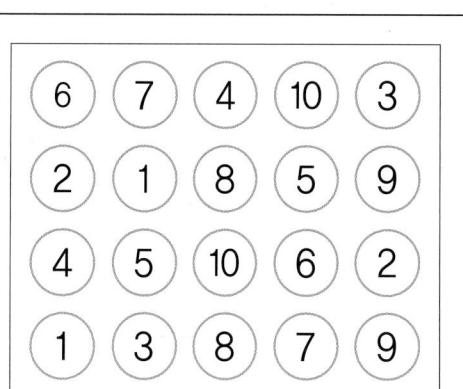

10일차

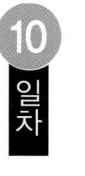
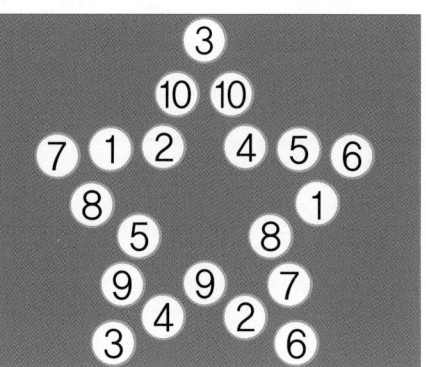

2일차

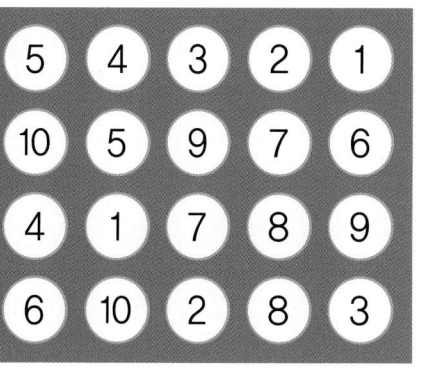

13일차

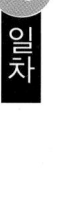
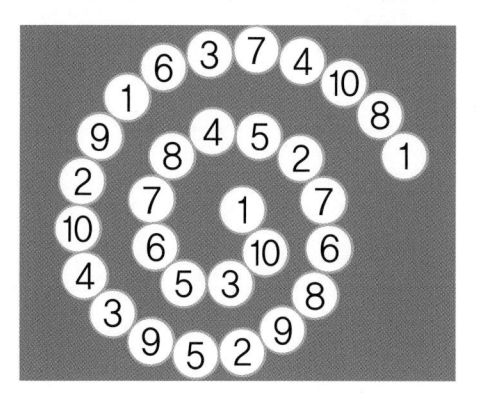

3일차

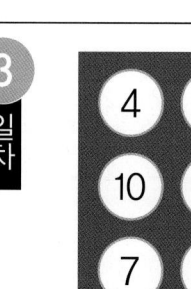

15일차

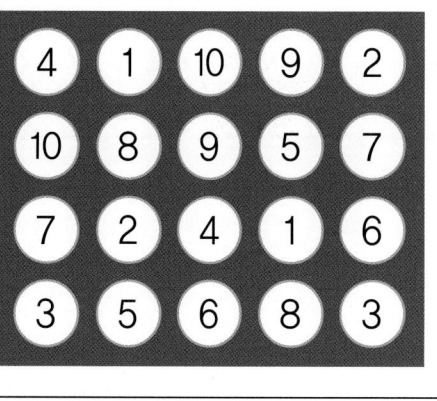

4일차

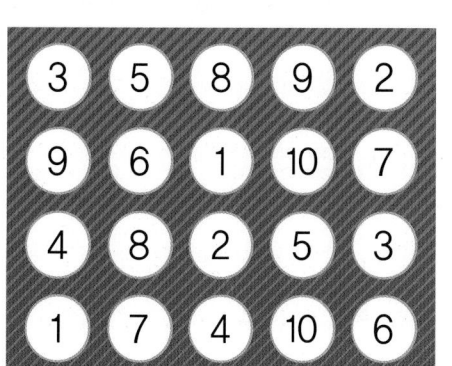

16일차

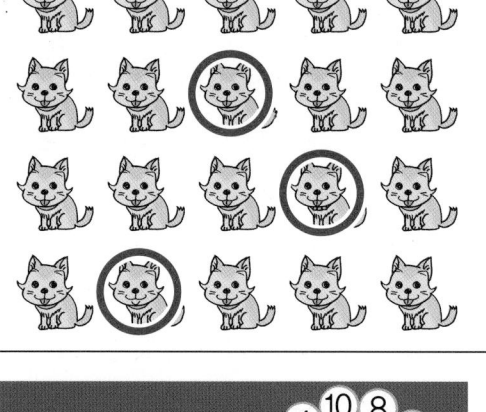
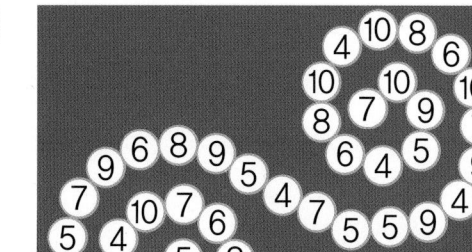
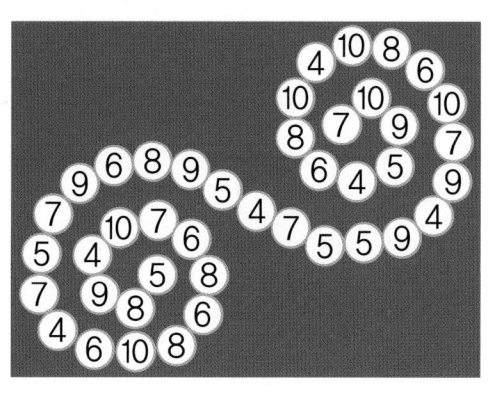

79

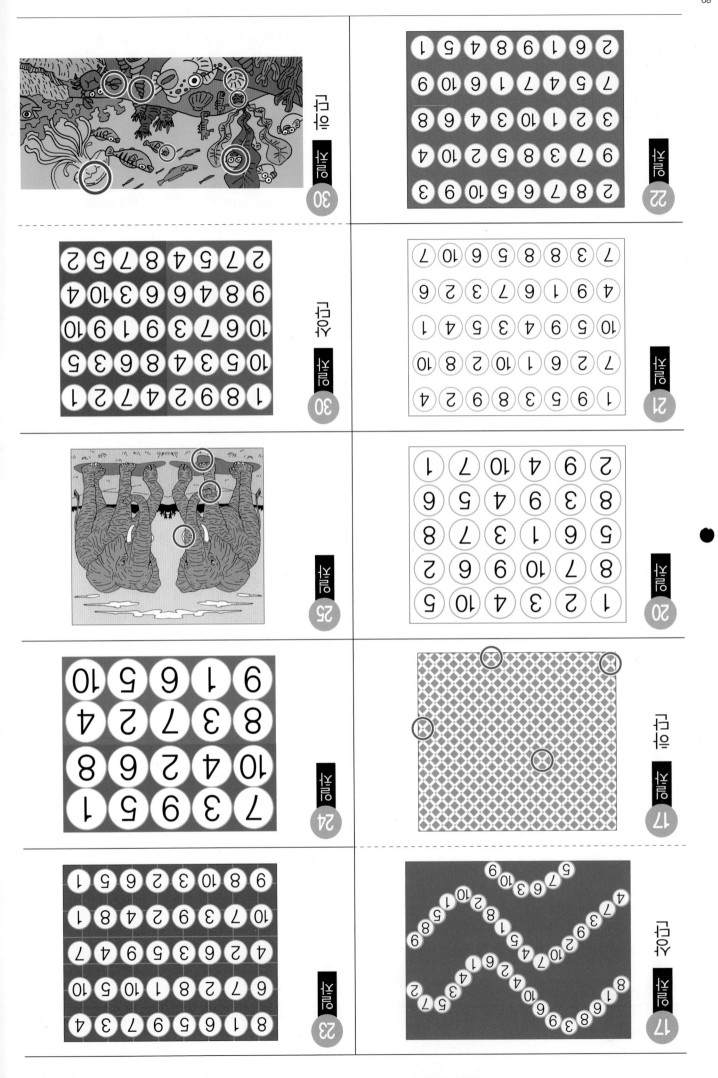